Cuina Vegana 2023

Descobreix una nova forma de

gaudir dels aliments vegetals

Marta Verduny

Taula de continguts

4

Rajma Dal tradicional indi

(Llest en uns 20 minuts | Racions 4)

Per ració: Calories: 269; Greix: 15,2 g; Hidrats de carboni: 22,9 g; Proteïnes: 7,2 g

Ingredients

3 cullerades d'oli de sèsam

1 culleradeta de gingebre, picat

1 culleradeta de llavors de comí

1 culleradeta de llavors de coriandre

1 ceba gran, picada

1 tija d'api, picada

1 culleradeta d'all, picat

1 tassa de salsa de tomàquet

1 culleradeta de garam masala

1/2 culleradeta de curri en pols

1 branca petita de canyella

1 bitxo verd, sense llavors i picat

2 tasses de mongetes vermelles en conserva, escorregudes

2 tasses de brou de verdures

Sal kosher i pebre negre mòlt, al gust

Indicacions

En una cassola, escalfeu l'oli de sèsam a foc mitjà-alt; ara, salteu el gingebre, les llavors de comí i les llavors de coriandre fins que estiguin fragants o uns 30 segons més o menys.

Afegiu-hi la ceba i l'api i continueu sofregit durant 3 minuts més fins que s'hagin suavitzat.

Afegiu-hi l'all i continueu sofregint 1 minut més.

Remeneu la resta d'ingredients a la cassola i feu foc a foc lent. Continueu cuinant durant 10 a 12 minuts o fins que estigui ben cuit. Serviu calent i gaudiu!

Amanida de mongetes vermelles

(Llest en aproximadament 1 hora + temps de refredament | Racions 6)

Per ració: Calories: 443; Greix: 19,2 g; Hidrats de carboni: 52,2 g; Proteïnes: 18,1 g

Ingredients

3/4 de lliura de mongetes vermelles, remullats durant la nit

2 pebrots morrons, picats

1 pastanaga, tallada i ratllada

3 unces de grans de blat de moro congelats o en conserva, escorreguts

3 cullerades soperes de cebolleta, picades

2 grans d'all, picats

1 pebrot vermell, tallat a rodanxes

1/2 tassa d'oli d'oliva verge extra

2 cullerades de vinagre de sidra de poma

2 cullerades de suc de llimona fresc

Sal marina i pebre negre mòlt, al gust

2 cullerades de coriandre fresc, picat

2 cullerades de julivert fresc, picat

2 cullerades d'alfàbrega fresca, picada

Indicacions

Cobriu les mongetes en remull amb un canvi d'aigua freda i porteu-les a ebullició. Deixeu-ho bullir uns 10 minuts. Gireu el foc a foc lent i continueu cuinant durant 50 a 55 minuts o fins que estigui tendre.

Deixeu que els vostres fesols es refredin completament i, a continuació, transferiu-los a una amanida.

Afegiu-hi la resta d'ingredients i remeneu-los perquè es combinen bé. Bon apetit!

Guisat de mongetes i verdures Anasazi

(Llest en aproximadament 1 hora | 3 porcions)

Per ració: Calories: 444; Greix: 15,8 g; Hidrats de carboni: 58,2 g; Proteïnes: 20,2 g

Ingredients

1 tassa de mongetes Anasazi, remullades durant la nit i escorregudes

3 tasses de brou de verdures rostides

1 llorer

1 branca de farigola, picada

1 branca de romaní, picada

3 cullerades d'oli d'oliva

1 ceba gran, picada

2 tiges d'api, picades

2 pastanagues, picades

2 pebrots morrons, sense llavors i picats

1 pebrot verd, sense llavors i picat

2 grans d'all, picats

Sal marina i pebre negre mòlt, al gust

1 culleradeta de pebre de caiena

1 culleradeta de pebre vermell

Indicacions

En una cassola, poseu a bullir les mongetes Anasazi i el brou. Un cop bulli, encenem el foc a foc lent. Afegiu-hi el llorer, la farigola i el romaní; deixeu-ho coure uns 50 minuts o fins que estigui tendre.

Mentrestant, en una olla de fons gruixut, escalfeu l'oli d'oliva a foc mitjà-alt. Ara, sofregiu la ceba, l'api, les pastanagues i els pebrots durant uns 4 minuts fins que estiguin tendres.

Afegiu-hi l'all i continueu sofregint durant 30 segons més o fins que estigui aromàtic.

Afegiu la barreja saltejada a les mongetes cuites. Amaniu-ho amb sal, pebre negre, pebre de caiena i pebre vermell.

Continuar a foc lent, remenant periòdicament, durant 10 minuts més o fins que estigui tot cuit. Bon apetit!

Shakshuka fàcil i abundant

(Llest en uns 50 minuts | Racions 4)

Per ració: Calories: 324; Greix: 11,2 g; Glúcids: 42,2 g; Proteïnes: 15,8 g

Ingredients

2 cullerades d'oli d'oliva

1 ceba, picada

2 pebrots morrons, picats

1 pebrot poblano, picat

2 grans d'all, picats

2 tomàquets, en puré

Sal marina i pebre negre, al gust

1 culleradeta d'alfàbrega seca

1 culleradeta de flocs de pebre vermell

1 culleradeta de pebre vermell

2 fulles de llorer

1 tassa de cigrons, remullats durant la nit, esbandits i escorreguts

3 tasses de brou de verdures

2 cullerades de coriandre fresc, picat aproximadament

Indicacions

Escalfeu l'oli d'oliva en una cassola a foc mitjà. Un cop calents, coure la ceba, els pebrots i els alls durant uns 4 minuts, fins que estiguin tendres i aromàtics.

Afegiu-hi el puré de tomàquet, sal marina, pebre negre, alfàbrega, pebrot vermell, pebre vermell i fulles de llorer.

Baixeu el foc a foc lent i afegiu-hi els cigrons i el brou de verdures. Coure durant 45 minuts o fins que estigui tendre.

Tasteu i ajusteu els condiments. Col·loqueu la vostra shakshuka en bols individuals i serviu-ho guarnit amb el coriandre fresc. Bon apetit!

Xili a l'antiga

(Llest en aproximadament 1 hora 30 minuts | 4 porcions)

Per ració: Calories: 514; Greix: 16,4 g; Glúcids: 72 g; Proteïnes: 25,8 g

Ingredients

3/4 de lliura de mongetes vermelles, remullats durant la nit

2 cullerades d'oli d'oliva

1 ceba, picada

2 pebrots morrons, picats

1 pebrot vermell, picat

2 costelles d'api, picades

2 grans d'all, picats

2 fulles de llorer

1 culleradeta de comí mòlt

1 culleradeta de farigola, picada

1 culleradeta de pebre negre en gra

20 unces de tomàquets, triturats

2 tasses de brou de verdures

1 culleradeta de pebre vermell fumat

Sal marina, al gust

2 cullerades de coriandre fresc, picat

1 alvocat, sense pinyol, pelat i tallat a rodanxes

Indicacions

Cobriu les mongetes en remull amb un canvi d'aigua freda i porteu-les a ebullició. Deixeu-ho bullir uns 10 minuts. Gireu el foc a foc lent i continueu cuinant durant 50 a 55 minuts o fins que estigui tendre.

En una olla de fons gruixut, escalfeu l'oli d'oliva a foc mitjà. Un cop calent, sofregiu la ceba, el pebrot i l'api.

Sofregiu els alls, les fulles de llorer, el comí mòlt, la farigola i els grans de pebre negre durant aproximadament 1 minut.

Afegiu-hi els tomàquets tallats a daus, el brou de verdures, el pebre vermell, la sal i les mongetes cuites. Deixeu-ho coure a foc lent, remenant periòdicament, de 25 a 30 minuts o fins que estigui cuit.

Serviu-ho guarnit amb coriandre fresc i alvocat. Bon apetit!

Amanida fàcil de llenties vermelles

(Llest en uns 20 minuts + temps de refredament | 3 porcions)

Per ració: Calories: 295; Greix: 18,8 g; Hidrats de carboni: 25,2 g; Proteïnes: 8,5 g

Ingredients

1/2 tassa de llenties vermelles, remullades durant la nit i escorregudes

1 ½ tassa d'aigua

1 branca de romaní

1 fulla de llorer

1 tassa de tomàquets de raïm, a la meitat

1 cogombre, tallat a rodanxes fines

1 pebrot, tallat a rodanxes fines

1 gra d'all, picat

1 ceba, tallada a rodanxes fines

2 cullerades de suc de llima fresc

4 cullerades d'oli d'oliva

Sal marina i pebre negre mòlt, al gust

Indicacions

Afegiu les llenties vermelles, l'aigua, el romaní i el llorer a una cassola i deixeu-ho bullir a foc fort. A continuació, agafeu el foc a foc lent i continueu cuinant durant 20 minuts o fins que estigui tendre.

Poseu les llenties en una amanida i deixeu-les refredar completament.

Afegiu-hi la resta d'ingredients i remeneu-los perquè es combinen bé. Servir a temperatura ambient o ben refredat.

Bon apetit!

Amanida de cigrons a l'estil mediterrani

(Llest en uns 40 minuts + temps de refredament | Racions 4)

Per ració: Calories: 468; Greix: 12,5 g; Glúcids: 73 g; Proteïnes: 21,8 g

Ingredients

2 tasses de cigrons, remullats durant la nit i escorreguts

1 cogombre persa, tallat a rodanxes

1 tassa de tomàquets cherry, a la meitat

1 pebrot vermell, sense llavors i tallat a rodanxes

1 pebrot verd, sense llavors i tallat a rodanxes

1 culleradeta de mostassa deli

1 culleradeta de llavors de coriandre

1 culleradeta de pebre jalapeño, picat

1 cullerada de suc de llimona fresc

1 cullerada de vinagre balsàmic

1/4 tassa d'oli d'oliva verge extra

Sal marina i pebre negre mòlt, al gust

2 cullerades de coriandre fresc, picat

2 cullerades d'olives Kalamata, sense pinyol i tallades a rodanxes

Indicacions

Poseu els cigrons en una olla; cobrir els cigrons amb aigua per 2 polzades. Porteu-ho a ebullició.

De seguida gira el foc a foc lent i segueix cuinant uns 40 minuts o fins que estigui tendre.

Transferiu els cigrons a una amanida. Afegiu-hi la resta d'ingredients i remeneu-los perquè es combinen bé. Bon apetit!

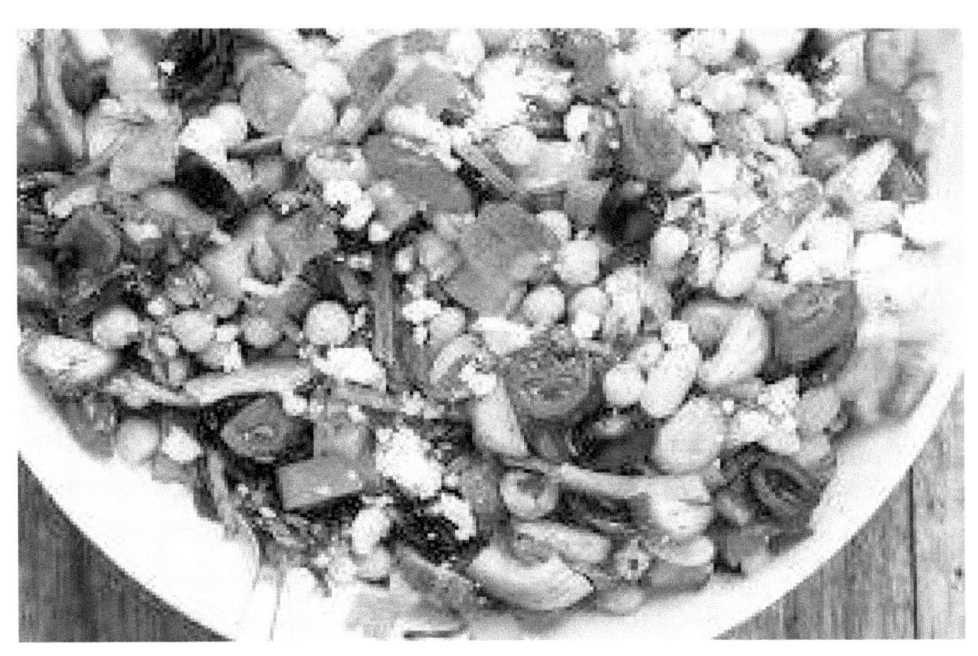

Guisat de mongetes tradicionals de la Toscana (Ribollita)

(Llest en uns 25 minuts | 5 porcions)

Per ració: Calories: 388; Greix: 10,3 g; Hidrats de carboni: 57,3 g; Proteïnes: 19,5 g

Ingredients

3 cullerades d'oli d'oliva

1 porro mitjà, picat

1 api amb fulles, picat

1 carbassó, tallat a daus

1 pebrot italià, tallat a rodanxes

3 grans d'all, aixafats

2 fulles de llorer

Sal kosher i pebre negre mòlt, al gust

1 cullseradeta de pebre de caiena

1 llauna (28 unces) de tomàquets, triturats

2 tasses de brou de verdures

2 llaunes (15 unces) de mongetes Great Northern, escorregudes

2 tasses de kale Lacinato, tallada a trossos

1 tassa de crostini

Indicacions

En una olla de fons gruixut, escalfeu l'oli d'oliva a foc mitjà. Un cop calent, salteu el porro, l'api, el carbassó i el pebre durant uns 4 minuts.

Sofregiu els alls i les fulles de llorer durant aproximadament 1 minut.

Afegiu-hi les espècies, els tomàquets, el brou i les mongetes en conserva. Deixeu-ho coure a foc lent, remenant de tant en tant, durant uns 15 minuts o fins que estigui cuit.

Afegiu-hi el kale Lacinato i continueu cuinant a foc lent, remenant de tant en tant, durant 4 minuts.

Servir guarnit amb crostini. Bon apetit!

Melange de llenties beluga i verdures

(Llest en uns 25 minuts | 5 porcions)

Per ració: Calories: 382; Greix: 9,3 g; Glúcids: 59 g; Proteïnes: 17,2 g

Ingredients

3 cullerades d'oli d'oliva

1 ceba, picada

2 pebrots morrons, sense llavors i picats

1 pastanaga, tallada i picada

1 xirivia, tallada i picada

1 culleradeta de gingebre, picat

2 grans d'all, picats

Sal marina i pebre negre mòlt, al gust

1 carbassó de mida gran, tallat a daus

1 tassa de salsa de tomàquet

1 tassa de brou de verdures

1 ½ tassa de llenties beluga, remullades durant la nit i escorregudes

2 tasses de bledes

Indicacions

En un forn holandès, escalfeu l'oli d'oliva fins que bulli. Ara sofregiu la ceba, el pebrot, la pastanaga i la xirivia, fins que s'estovin.

Afegiu-hi el gingebre i l'all i continueu saltejant 30 segons més.

Ara, afegiu-hi la sal, el pebre negre, el carbassó, la salsa de tomàquet, el brou de verdures i les llenties; deixeu-ho coure uns 20 minuts fins que estigui tot ben cuit.

Afegiu-hi les bledes; tapeu i deixeu-ho coure 5 minuts més. Bon apetit!

Bols de tacos de cigrons mexicans

(Llest en uns 15 minuts | Racions 4)

Per ració: Calories: 409; Greix: 13,5 g; Hidrats de carboni: 61,3 g; Proteïnes: 13,8 g

Ingredients

2 cullerades d'oli de sèsam

1 ceba vermella, picada

1 pebrot havanero, picat

2 grans d'all, triturats

2 pebrots morrons, sense llavors i tallats a daus

Sal marina i pebre negre mòlt

1/2 culleradeta d'orenga mexicà

1 culleradeta de comí mòlt

2 tomàquets madurs, en puré

1 culleradeta de sucre moreno

16 unces de cigrons en conserva, escorreguts

4 truites de farina (8 polzades).

2 cullerades de coriandre fresc, picat aproximadament

Indicacions

En una paella gran, escalfeu l'oli de sèsam a foc moderadament alt. A continuació, sofregiu les cebes durant 2 o 3 minuts o fins que estiguin tendres.

Afegiu-hi els pebrots i l'all i continueu sofregit durant 1 minut o fins que estigui fragant.

Afegiu-hi les espècies, els tomàquets i el sucre moreno i deixeu-ho bullir. De seguida gira el foc a foc lent, afegiu-hi els cigrons en conserva i deixeu-ho coure 8 minuts més o fins que s'escalfi.

Torneu les truites i disposeu-les amb la barreja de cigrons preparada.

Damunt amb coriandre fresc i servir immediatament. Bon apetit!

l'indi Dal Makhani

(Llest en uns 20 minuts | 6 porcions)

Per ració: Calories: 329; Greix: 8,5 g; Hidrats de carboni: 44,1 g; Proteïnes: 16,8 g

Ingredients

3 cullerades d'oli de sèsam

1 ceba gran, picada

1 pebrot, sense llavors i picat

2 grans d'all, picats

1 cullerada de gingebre, ratllat

2 pebrots verds, sense llavors i picats

1 culleradeta de llavors de comí

1 llorer

1 culleradeta de cúrcuma en pols

1/4 culleradeta de pebrot vermell

1/4 culleradeta de pebre de Jamaica mòlt

1/2 culleradeta de garam masala

1 tassa de salsa de tomàquet

4 tasses de brou de verdures

1 ½ tassa de llenties negres, remullades durant la nit i escorregudes

4-5 fulles de curri, per guarnir h

Indicacions

En una cassola, escalfeu l'oli de sèsam a foc mitjà-alt; ara, sofregiu la ceba i el pebrot durant 3 minuts més fins que s'hagin suavitzat.

Afegiu-hi l'all, el gingebre, els xiles verds, les llavors de comí i el llorer; continueu saltant, remenant sovint, durant 1 minut o fins que estigui fragant.

Incorporeu-hi els ingredients restants, excepte les fulles de curri. Ara, agafeu el foc a foc lent. Continueu cuinant durant 15 minuts més o fins que estigui ben cuit.

Decoreu amb fulles de curri i serviu calent!

Bol de mongetes a l'estil mexicà

(Llest en aproximadament 1 hora + temps de refredament | Racions 6)

Per ració: Calories: 465; Greix: 17,9 g; Hidrats de carboni: 60,4 g; Proteïnes: 20,2 g

Ingredients

1 lliura de mongetes vermelles, remullades durant la nit i escorregudes

1 tassa de grans de blat de moro en conserva, escorreguts

2 pebrots rostits, tallats a rodanxes

1 pebrot, picat finament

1 tassa de tomàquets cherry, a la meitat

1 ceba vermella, picada

1/4 tassa de coriandre fresc, picat

1/4 tassa de julivert fresc, picat

1 culleradeta d'orenga mexicana

1/4 tassa de vinagre de vi negre

2 cullerades de suc de llimona fresc

1/3 tassa d'oli d'oliva verge extra

Sal marina i negre mòlt, al gust

1 alvocat, pelat, pelat i tallat a rodanxes

Indicacions

Cobriu les mongetes en remull amb un canvi d'aigua freda i porteu-les a ebullició. Deixeu-ho bullir uns 10 minuts. Gireu el foc a foc lent i continueu cuinant durant 50 a 55 minuts o fins que estigui tendre.

Deixeu que els vostres fesols es refredin completament i, a continuació, transferiu-los a una amanida.

Afegiu-hi la resta d'ingredients i remeneu-los perquè es combinen bé. Servir a temperatura ambient.

Bon apetit!

Minestrone clàssic italià

(Llest en uns 30 minuts | 5 porcions)

Per ració: Calories: 305; Greix: 8,6 g; Hidrohidrats: 45,1 g;
Proteïnes: 14,2 g

Ingredients

2 cullerades d'oli d'oliva

1 ceba gran, tallada a daus

2 pastanagues, tallades a rodanxes

4 grans d'all, picats

1 tassa de pasta de colze

5 tasses de brou de verdures

1 llauna (15 unces) de mongetes blanques, escorregudes

1 carbassó gran, tallat a daus

1 llauna (28 unces) de tomàquets, triturats

1 cullerada de fulles d'orenga fresca, picades

1 cullerada de fulles d'alfàbrega fresca, picades

1 cullerada de julivert italià fresc, picat

Indicacions

En un forn holandès, escalfeu l'oli d'oliva fins que bulli. Ara, sofregiu la ceba i les pastanagues fins que s'hagin suavitzat.

Afegiu-hi l'all, la pasta crua i el brou; deixeu-ho coure uns 15 minuts.

Incorporeu-hi les mongetes, el carbassó, els tomàquets i les herbes. Continueu cuinant, tapat, durant uns 10 minuts fins que tot estigui ben cuit.

Decoreu amb algunes herbes addicionals, si voleu. Bon apetit!

Guisat de llenties verdes amb collar

(Llest en uns 30 minuts | 5 porcions)

Per ració: Calories: 415; Greix: 6,6 g; Glúcids: 71 g; Proteïnes: 18,4 g

Ingredients

2 cullerades d'oli d'oliva

1 ceba, picada

2 moniatos, pelats i tallats a daus

1 pebrot, picat

2 pastanagues, picades

1 xirivia, picada

1 api, picat

2 grans d'all

1 ½ tassa de llenties verdes

1 cullerada de barreja d'herbes italianes

1 tassa de salsa de tomàquet

5 tasses de brou de verdures

1 tassa de blat de moro congelat

1 tassa de colla verda, tallada a trossos

Indicacions

En un forn holandès, escalfeu l'oli d'oliva fins que bulli. Ara sofregiu la ceba, els moniatos, el pebrot, les pastanagues, la xirivia i l'api fins que s'hagin suavitzat.

Afegiu-hi l'all i continueu sofregint 30 segons més.

Ara, afegiu-hi les llenties verdes, la barreja d'herbes italianes, la salsa de tomàquet i el brou de verdures; deixeu-ho coure uns 20 minuts fins que estigui tot ben cuit.

Afegiu-hi el blat de moro i les coles congelades; tapeu i deixeu-ho coure 5 minuts més. Bon apetit!

Medley de verdures del jardí de cigrons

(Llest en uns 30 minuts | Racions 4)

Per ració: Calories: 369; Greix: 18,1 g; Glúcids: 43,5 g; Proteïnes: 13,2 g

Ingredients

2 cullerades d'oli d'oliva

1 ceba, picada finament

1 pebrot, picat

1 bulb de fonoll, picat

3 grans d'all, picats

2 tomàquets madurs, en puré

2 cullerades de julivert fresc, picat aproximadament

2 cullerades d'alfàbrega fresca, tallada a trossets

2 cullerades de coriandre fresc, picat aproximadament

2 tasses de brou de verdures

14 unces de cigrons en conserva, escorreguts

Sal kosher i pebre negre mòlt, al gust

1/2 culleradeta de pebre de caiena

1 culleradeta de pebre vermell

1 alvocat, pelat i tallat a rodanxes

Indicacions

En una olla de fons gruixut, escalfeu l'oli d'oliva a foc mitjà. Un cop calents, sofregiu la ceba, el pebrot i el bulb de fonoll durant uns 4 minuts.

Sofregiu els alls durant aproximadament 1 minut o fins que estiguin aromàtics.

Afegiu-hi els tomàquets, les herbes fresques, el brou, els cigrons, la sal, el pebre negre, el pebre de caiena i el pebre vermell. Deixeu-ho coure a foc lent, remenant de tant en tant, durant uns 20 minuts o fins que estigui cuit.

Tasteu i ajusteu els condiments. Serviu-ho guarnit amb les rodanxes d'alvocat fresc. Bon apetit!

Salsa calenta de mongetes

(Llest en uns 30 minuts | 10 porcions)

Per ració: Calories: 175; Greix: 4,7 g; Hidrats de carboni: 24,9 g; Proteïnes: 8,8 g

Ingredients

2 llaunes (15 unces) de mongetes Great Northern, escorregudes

2 cullerades d'oli d'oliva

2 cullerades de salsa Sriracha

2 cullerades de llevat nutricional

4 unces de formatge cremós vegà

1/2 culleradeta de pebre vermell

1/2 culleradeta de pebre de caiena

1/2 culleradeta de comí mòlt

Sal marina i pebre negre mòlt, al gust

4 unces de truita xips

Indicacions

Comenceu preescalfant el forn a 360 graus F.

Premeu tots els ingredients, excepte els xips de truita, al processador d'aliments fins que s'arribi a la consistència desitjada.

Coure el vostre bany al forn preescalfat durant uns 25 minuts o fins que estigui calent.

Serviu amb truites xips i gaudiu-ne!

Amanida de soja a l'estil xinès

(Llest en uns 10 minuts | Racions 4)

Per ració: Calories: 265; Greix: 13,7 g; Hidrats de carboni: 21 g;
Proteïnes: 18 g

Ingredients

1 llauna de soja (15 unces), escorreguda

1 tassa de rúcula

1 tassa d'espinacs infantils

1 tassa de col verda, triturada

1 ceba, tallada a rodanxes fines

1/2 culleradeta d'all, picat

1 culleradeta de gingebre, picat

1/2 culleradeta de mostassa deli

2 cullerades de salsa de soja

1 cullerada de vinagre d'arròs

1 cullerada de suc de llima

2 cullerades de tahini

1 culleradeta de xarop d'atzavara

Indicacions

En una amanida poseu la soja, la ruca, els espinacs, la col i la ceba; tirar per combinar.

En un plat petit, bateu la resta d'ingredients per a l'amaniment.

Amaniu la vostra amanida i serviu immediatament. Bon apetit!

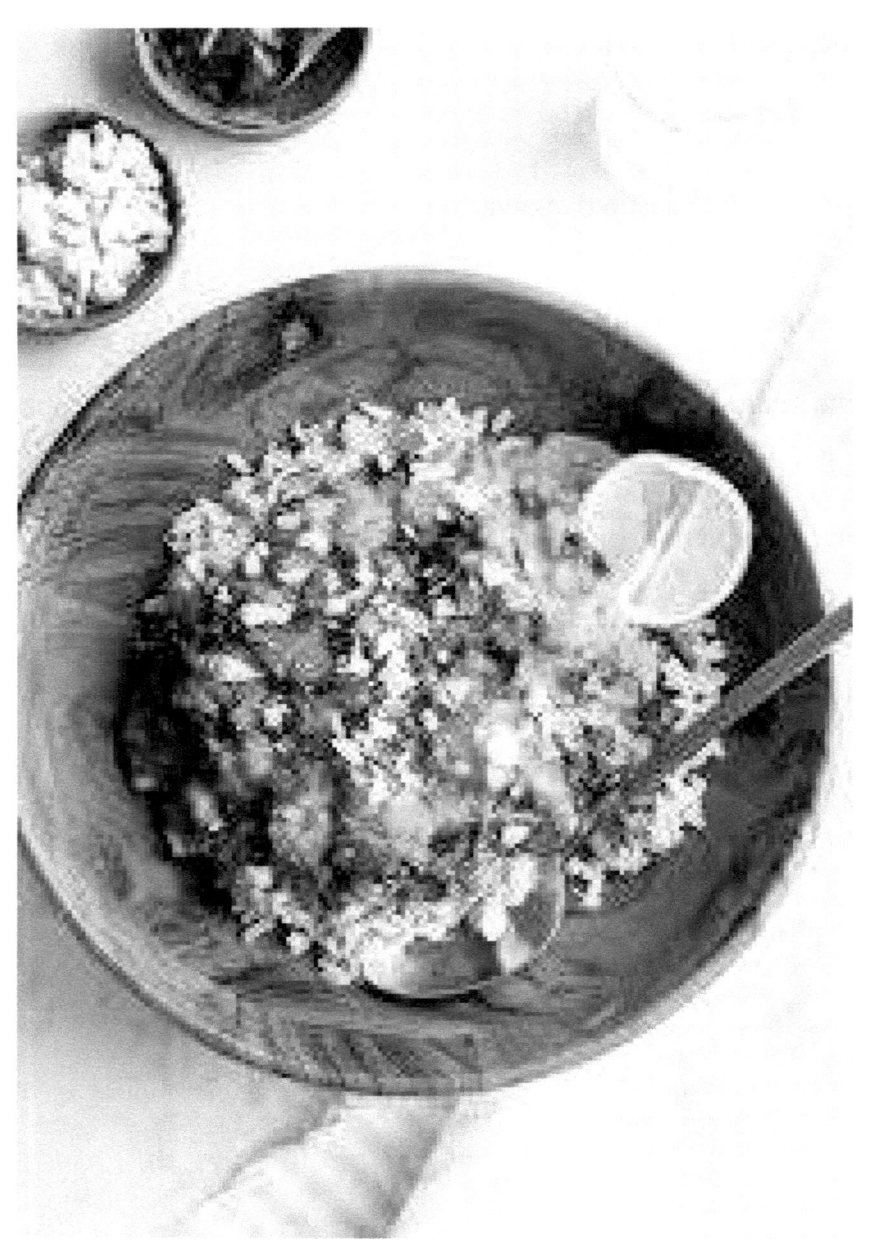

Guisat de llenties i verdures a l'antiga

(Llest en uns 25 minuts | 5 porcions)

Per ració: Calories: 475; Greix: 17,3 g; Glúcids: 61,4 g; Proteïnes: 23,7 g

Ingredients

3 cullerades d'oli d'oliva

1 ceba gran, picada

1 pastanaga, picada

1 pebrot, tallat a daus

1 pebrot havanero, picat

3 grans d'all, picats

Sal kosher i pebre negre, al gust

1 culleradeta de comí mòlt

1 culleradeta de pebre vermell fumat

1 llauna (28 unces) de tomàquets, triturats

2 cullerades de salsa de tomàquet

4 tasses de brou de verdures

3/4 de lliura de llenties vermelles seques, remull durant la nit i escorregudes

1 alvocat, tallat a rodanxes

Indicacions

En una olla de fons gruixut, escalfeu l'oli d'oliva a foc mitjà. Un cop calents, sofregiu la ceba, la pastanaga i els pebrots durant uns 4 minuts.

Sofregiu els alls durant aproximadament 1 minut més o menys.

Afegiu-hi les espècies, els tomàquets, el ketchup, el brou i les llenties en conserva. Deixeu-ho coure a foc lent, remenant de tant en tant, durant uns 20 minuts o fins que estigui cuit.

Servir guarnit amb les rodanxes d'alvocat. Bon apetit!

Chana Masala índia

(Llest en uns 15 minuts | Racions 4)

Per ració: Calories: 305; Greix: 17,1 g; Hidrats de carboni: 30,1 g; Proteïnes: 9,4 g

Ingredients

1 tassa de tomàquets, puré

1 pebrot de Caixmir, picat

1 escalunya gran, picada

1 culleradeta de gingebre fresc, pelat i ratllat

4 cullerades d'oli d'oliva

2 grans d'all, picats

1 culleradeta de llavors de coriandre

1 culleradeta de garam masala

1/2 culleradeta de cúrcuma en pols

Sal marina i pebre negre mòlt, al gust

1/2 tassa de brou de verdures

16 unces de cigrons en conserva

1 cullerada de suc de llima fresc

Indicacions

A la batedora o processador d'aliments, barregeu els tomàquets, el pebrot de Caixmir, l'escalunya i el gingebre en una pasta.

En una cassola, escalfeu l'oli d'oliva a foc mitjà. Un cop calents, coeu la pasta preparada i els alls durant uns 2 minuts.

Afegiu-hi les espècies restants, el brou i els cigrons. Gireu el foc a foc lent. Continueu cuinant a foc lent durant 8 minuts més o fins que estigui cuit.

Retirar del foc. Aboqueu suc de llima fresc per sobre de cada porció. Bon apetit!

Paté de mongetes vermelles

(Llest en uns 10 minuts | 8 porcions)

Per ració: Calories: 135; Greix: 12,1 g; Hidrats de carboni: 4,4 g; Proteïnes: 1,6 g

Ingredients

2 cullerades d'oli d'oliva

1 ceba, picada

1 pebrot, picat

2 grans d'all, picats

2 tasses de mongetes vermelles, bullides i escorregudes

1/4 tassa d'oli d'oliva

1 culleradeta de mostassa mòlta a la pedra

2 cullerades de julivert fresc, picat

2 cullerades d'alfàbrega fresca, picada

Sal marina i pebre negre mòlt, al gust

Indicacions

En una cassola, escalfeu l'oli d'oliva a foc mitjà-alt. Ara, coure la ceba, el pebrot i l'all fins que estiguin tendres o uns 3 minuts.

Afegiu la barreja saltejada a la vostra batedora; afegir la resta d'ingredients. Tritureu els ingredients a la vostra batedora o processador d'aliments fins que quedi suau i cremós.

Bon apetit!

Bol de llenties marrons

(Llest en uns 20 minuts + temps de refredament | Racions 4)

Per ració: Calories: 452; Greix: 16,6 g; Glúcids: 61,7 g; Proteïnes: 16,4 g

Ingredients

1 tassa de llenties marrons, remullades durant la nit i escorregudes

3 tasses d'aigua

2 tasses d'arròs integral, cuit

1 carbassó, tallat a daus

1 ceba vermella, picada

1 culleradeta d'all, picat

1 cogombre, tallat a rodanxes

1 pebrot, tallat a rodanxes

4 cullerades d'oli d'oliva

1 cullerada de vinagre d'arròs

2 cullerades de suc de llimona

2 cullerades de salsa de soja

1/2 culleradeta d'orenga seca

1/2 culleradeta de comí mòlt

Sal marina i pebre negre mòlt, al gust

2 tasses de rúcula

2 tasses d'enciam romaní, tallat a trossos

Indicacions

Afegiu les llenties marrons i l'aigua a una cassola i deixeu-ho bullir a foc fort. A continuació, agafeu el foc a foc lent i continueu cuinant durant 20 minuts o fins que estigui tendre.

Poseu les llenties en una amanida i deixeu-les refredar completament.

Afegiu-hi la resta d'ingredients i remeneu-los perquè es combinen bé. Servir a temperatura ambient o ben refredat. Bon apetit!

Sopa de mongetes Anasazi calenta i picant

(Llest en aproximadament 1 hora 10 minuts | 5 racions)

Per ració: Calories: 352; Greix: 8,5 g; Hidrats de carboni: 50,1 g; Proteïnes: 19,7 g

Ingredients

2 tasses de mongetes Anasazi, remullades durant la nit, escorregudes i esbandides

8 tasses d'aigua

2 fulles de llorer

3 cullerades d'oli d'oliva

2 cebes mitjanes, picades

2 pebrots morrons, picats

1 pebrot havanero, picat

3 grans d'all, premsats o picats

Sal marina i pebre negre mòlt, al gust

Indicacions

En una olla de sopa, poseu les mongetes Anasazi i l'aigua a ebullició. Un cop bulli, encenem el foc a foc lent. Afegiu-hi les fulles de llorer i deixeu-ho coure durant aproximadament 1 hora o fins que estigui tendre.

Mentrestant, en una olla de fons gruixut, escalfeu l'oli d'oliva a foc mitjà-alt. Ara, sofregiu la ceba, els pebrots i els alls durant uns 4 minuts fins que estiguin tendres.

Afegiu la barreja saltejada a les mongetes cuites. Amaniu-ho amb sal i pebre negre.

Continuar a foc lent, remenant periòdicament, durant 10 minuts més o fins que estigui tot cuit. Bon apetit!

Amanida de pèsols d'ulls negres (Ñebbe)

(Llest en 1 hora aproximadament | 5 porcions)

Per ració: Calories: 471; Greix: 17,5 g; Glúcids: 61,5 g; Proteïnes: 20,6 g

Ingredients

2 tasses de pèsols d'ulls negres secs, remullats durant la nit i escorreguts

2 cullerades de fulles d'alfàbrega, picades

2 cullerades de fulles de julivert, picades

1 escalunya, picada

1 cogombre, tallat a rodanxes

2 pebrots morrons, sense llavors i tallats a daus

1 pebrot scotch bonnet, sense llavors i picat finament

1 tassa de tomàquets cherry, tallats a quarts

Sal marina i pebre negre mòlt, al gust

2 cullerades de suc de llima fresc

1 cullerada de vinagre de sidra de poma

1/4 tassa d'oli d'oliva verge extra

1 alvocat, pelat, pelat i tallat a rodanxes

Indicacions

Cobriu els pèsols d'ulls negres amb aigua per 2 polzades i deixeu-ho bullir suaument. Deixeu-ho bullir uns 15 minuts.

A continuació, agafeu el foc a foc lent durant uns 45 minuts. Deixeu-ho refredar completament.

Col·loqueu els pèsols d'ulls negres en un bol d'amanida. Afegiu-hi l'alfàbrega, el julivert, l'escalunya, el cogombre, els pebrots, els tomàquets cherry, la sal i el pebre negre.

En un bol, batem el suc de llima, el vinagre i l'oli d'oliva.

Amaniu l'amanida, guarniu amb alvocat fresc i serviu immediatament. Bon apetit!

El famós xili de la mare

(Llest en aproximadament 1 hora 30 minuts | 5 racions)

Per ració: Calories: 455; Greix: 10,5 g; Hidrats de carboni: 68,6 g; Proteïnes: 24,7 g

Ingredients

1 lliura de mongetes negres vermelles, remullades durant la nit i escorregudes

3 cullerades d'oli d'oliva

1 ceba vermella gran, tallada a daus

2 pebrots morrons, tallats a daus

1 pebrot poblano, picat

1 pastanaga gran, tallada i tallada a daus

2 grans d'all, picats

2 fulles de llorer

1 culleradeta de pebre barrejat

Sal kosher i pebre de caiena, al gust

1 cullerada de pebre vermell

2 tomàquets madurs, en puré

2 cullerades de salsa de tomàquet

3 tasses de brou de verdures

Indicacions

Cobriu les mongetes en remull amb un canvi d'aigua freda i porteu-les a ebullició. Deixeu-ho bullir uns 10 minuts. Gireu el foc a foc lent i continueu cuinant durant 50 a 55 minuts o fins que estigui tendre.

En una olla de fons gruixut, escalfeu l'oli d'oliva a foc mitjà. Un cop calents, sofregiu la ceba, els pebrots i la pastanaga.

Sofregiu els alls durant uns 30 segons o fins que estiguin aromàtics.

Afegiu-hi els ingredients restants juntament amb les mongetes cuites. Deixeu-ho coure a foc lent, remenant periòdicament, de 25 a 30 minuts o fins que estigui cuit.

Descarteu les fulles de llorer, poseu-les en bols individuals i serviu-les ben calentes!

Amanida de cigrons amb crema de pinyons

(Llest en uns 10 minuts | Racions 4)

Per ració: Calories: 386; Greix: 22,5 g; Hidrats de carboni: 37,2 g; Proteïnes: 12,9 g

Ingredients

16 unces de cigrons en conserva, escorreguts

1 culleradeta d'all, picat

1 escalunya, picada

1 tassa de tomàquets cherry, a la meitat

1 pebrot, sense llavors i tallat a rodanxes

1/4 tassa d'alfàbrega fresca, picada

1/4 tassa de julivert fresc, picat

1/2 tassa de maionesa vegana

1 cullerada de suc de llimona

1 culleradeta de tàperes, escorregudes

Sal marina i pebre negre mòlt, al gust

2 unces de pinyons

Indicacions

Col·loqueu els cigrons, les verdures i les herbes en una amanida.

Afegiu-hi la maionesa, el suc de llimona, les tàperes, la sal i el pebre negre. Remeneu per combinar.

Damunt amb pinyons i servir immediatament. Bon apetit!

Bol de Buda de mongetes negres

(Llest en aproximadament 1 hora | Racions 4)

Per ració: Calories: 365; Greix: 14,1 g; Glúcids: 45,6 g; Proteïnes: 15,5 g

Ingredients

1/2 lliura de mongetes negres, remullades durant la nit i escorregudes

2 tasses d'arròs integral, cuit

1 ceba de mida mitjana, tallada a rodanxes fines

1 tassa de pebrot, sense llavors i tallat a rodanxes

1 pebrot jalapeño, sense llavors i tallat a rodanxes

2 grans d'all, picats

1 tassa de rúcula

1 tassa d'espinacs infantils

1 culleradeta de ratlladura de llima

1 cullerada de mostassa de Dijon

1/4 tassa de vinagre de vi negre

1/4 tassa d'oli d'oliva verge extra

2 cullerades de xarop d'atzavara

Sal marina escamosa i pebre negre mòlt, al gust

1/4 tassa de julivert italià fresc, picat aproximadament

Indicacions

Cobriu les mongetes en remull amb un canvi d'aigua freda i porteu-les a ebullició. Deixeu-ho bullir uns 10 minuts. Gireu el foc a foc lent i continueu cuinant durant 50 a 55 minuts o fins que estigui tendre.

Per servir, dividiu les mongetes i l'arròs entre bols de servir; a sobre amb les verdures.

En un plat petit, combineu bé la ratlladura de llima, la mostassa, el vinagre, l'oli d'oliva, el xarop d'atzavara, la sal i el pebre. Aboqueu la vinagreta sobre l'amanida.

Decoreu amb julivert italià fresc. Bon apetit!

Guisat de cigrons de l'Orient Mitjà

(Llest en uns 20 minuts | Racions 4)

Per ració: Calories: 305; Greix: 11,2 g; Hidrats de carboni: 38,6 g; Proteïnes: 12,7 g

Ingredients

1 ceba, picada

1 pebrot, picat

2 grans d'all, picats

1 culleradeta de llavors de mostassa

1 culleradeta de llavors de coriandre

1 fulla de llorer

1/2 tassa de puré de tomàquet

2 cullerades d'oli d'oliva

1 api amb fulles, picat

2 pastanagues mitjanes, tallades i picades

2 tasses de brou de verdures

1 culleradeta de comí mòlt

1 branca de canyella petita

16 unces de cigrons en conserva, escorreguts

2 tasses de bledes, tallades a trossos

Indicacions

A la batedora o processador d'aliments, barregeu la ceba, el pebrot, l'all, les llavors de mostassa, les llavors de coriandre, el llorer i el puré de tomàquet en una pasta.

En una olla, escalfeu l'oli d'oliva fins que bulli. Ara, coure l'api i les pastanagues durant uns 3 minuts o fins que s'hagin suavitzat. Afegiu-hi la pasta i continueu cuinant durant 2 minuts més.

A continuació, afegiu-hi el brou de verdures, el comí, la canyella i els cigrons; portar a ebullició suau.

Gireu el foc a foc lent i deixeu-ho coure 6 minuts; Incorporeu les bledes i continueu cuinant durant 4 o 5 minuts més o fins que les fulles es marquin. Serviu calent i gaudiu!

Dip de llenties i tomàquet

(Llest en uns 10 minuts | 8 porcions)

Per ració: Calories: 144; Greix: 4,5 g; Hidrats de carboni: 20,2 g; Proteïnes: 8,1 g

Ingredients

16 unces de llenties, bullides i escorregudes

4 cullerades de tomàquets secs, picats

1 tassa de pasta de tomàquet

4 cullerades de tahini

1 culleradeta de mostassa mòlta a la pedra

1 culleradeta de comí mòlt

1/4 culleradeta de fulla de llorer mòlta

1 culleradeta de flocs de pebre vermell

Sal marina i pebre negre mòlt, al gust

Indicacions

Batre tots els ingredients a la batedora o processador d'aliments fins que s'aconsegueixi la consistència desitjada.

Poseu-ho a la nevera fins que estigui llest per servir.

Serviu-ho amb talls de pita torrat o pals de verdures. Gaudeix!

Amanida de pèsols verds crema

(Llest en uns 10 minuts + temps de refredament | Racions 6)

Per ració: Calories: 154; Greix: 6,7 g; Hidrats de carboni: 17,3 g; Proteïnes: 6,9 g

Ingredients

2 llaunes (14,5 unces) de pèsols verds, escorreguts

1/2 tassa de maionesa vegana

1 culleradeta de mostassa de Dijon

2 cullerades de cebolleta, picades

2 escabetx, picats

1/2 tassa de bolets marinats, picats i escorreguts

1/2 culleradeta d'all, picat

Sal marina i pebre negre mòlt, al gust

Indicacions

Poseu tots els ingredients en una amanida. Remeneu suaument per combinar.

Poseu l'amanida a la nevera fins que estigui llesta per servir.

Bon apetit!

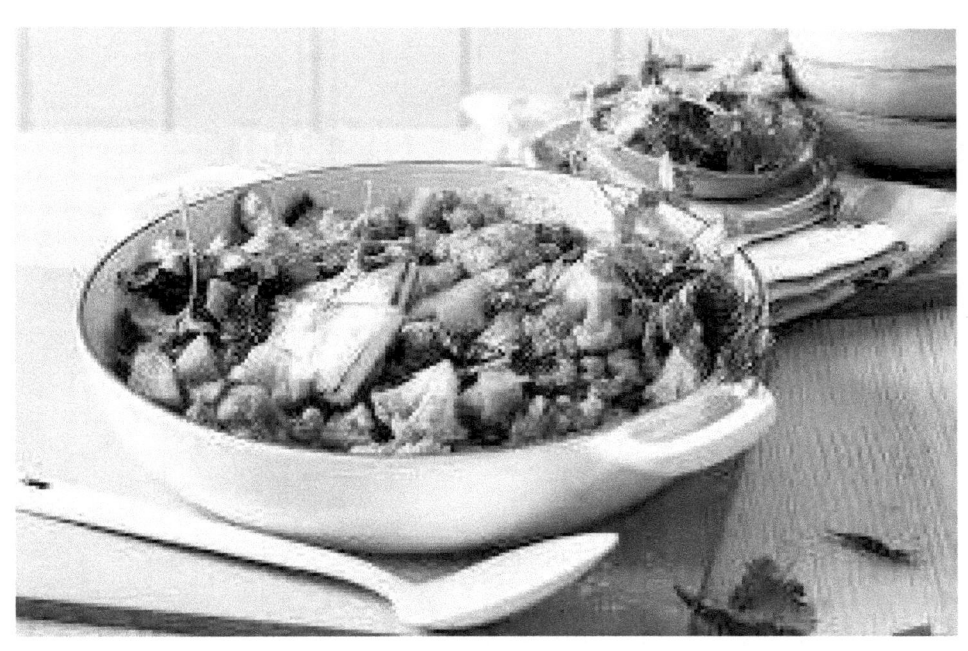

Hummus de Za'atar de l'Orient Mitjà

(Llest en uns 10 minuts | 8 porcions)

Per ració: Calories: 140; Greix: 8,5 g; Hidrats de carboni: 12,4 g; Proteïnes: 4,6 g

Ingredients

10 unces de cigrons, bullits i escorreguts

1/4 tassa de tahini

2 cullerades d'oli d'oliva verge extra

2 cullerades de tomàquets secs, picats

1 llimona, acabada d'esprémer

2 grans d'all, picats

Sal kosher i pebre negre mòlt, al gust

1/2 culleradeta de pebre vermell fumat

1 culleradeta de Za'atar

Indicacions

Barregeu tots els ingredients al vostre processador d'aliments fins que estiguin cremosos i uniformes.

Poseu-ho a la nevera fins que estigui llest per servir.

Bon apetit!

Amanida de llenties amb pinyons

(Llest en uns 20 minuts + temps de refredament | 3 porcions)

Per ració: Calories: 332; Greix: 19,7 g; Hidrats de carboni: 28,2 g; Proteïnes: 12,2 g

Ingredients

1/2 tassa de llenties marrons

1 ½ tassa de brou de verdures

1 pastanaga, tallada a llumins

1 ceba petita, picada

1 cogombre, tallat a rodanxes

2 grans d'all, picats

3 cullerades d'oli d'oliva verge extra

1 cullerada de vinagre de vi negre

2 cullerades de suc de llimona

2 cullerades d'alfàbrega, picada

2 cullerades de julivert, picat

2 cullerades de cibulet, picat

Sal marina i pebre negre mòlt, al gust

2 cullerades de pinyons, tallats a trossos

Indicacions

Afegiu les llenties marrons i el brou de verdures a una cassola i deixeu-ho bullir a foc fort. A continuació, agafeu el foc a foc lent i continueu cuinant durant 20 minuts o fins que estigui tendre.

Poseu les llenties en una amanida.

Afegiu-hi les verdures i remeneu-les perquè es combinen bé. En un bol, batem l'oli, el vinagre, el suc de llimona, l'alfàbrega, el julivert, el cibulet, la sal i el pebre negre.

Amaniu la vostra amanida, guarniu-la amb pinyons i serviu-la a temperatura ambient. Bon apetit!

Amanida calenta de mongetes Anasazi

(Llest en 1 hora aproximadament | 5 porcions)

Per ració: Calories: 482; Greix: 23,1 g; Hidrats de carboni: 54,2 g; Proteïnes: 17,2 g

Ingredients

2 tasses de mongetes Anasazi, remullades durant la nit, escorregudes i esbandides

6 tasses d'aigua

1 pebrot poblano, picat

1 ceba, picada

1 tassa de tomàquets cherry, a la meitat

2 tasses de verdures barrejades, tones a trossos

Vestits:

1 culleradeta d'all, picat

1/2 tassa d'oli d'oliva verge extra

1 cullerada de suc de llimona

2 cullerades de vinagre de vi negre

1 cullerada de mostassa mòlta a la pedra

1 cullerada de salsa de soja

1/2 culleradeta d'orenga seca

1/2 culleradeta d'alfàbrega seca

Sal marina i pebre negre mòlt, al gust e

Indicacions

En una cassola, poseu les mongetes Anasazi i l'aigua a ebullició. Un cop bulli, agafeu el foc a foc lent i deixeu-ho coure aproximadament 1 hora o fins que estigui tendre.

Escorreu les mongetes cuites i poseu-les en una amanida; afegiu-hi els altres ingredients de l'amanida.

A continuació, en un bol petit, bateu tots els ingredients de l'amaniment fins que estiguin ben barrejats. Amaniu la vostra amanida i tireu-la per combinar. Serviu a temperatura ambient i gaudiu!

Guisat Mnazaleh tradicional

(Llest en uns 25 minuts | 4 porcions)

Per ració: Calories: 439; Greix: 24 g; Hidrats de carboni: 44,9 g; Proteïnes: 13,5 g

Ingredients

4 cullerades d'oli d'oliva

1 ceba, picada

1 albergínia de mida gran, pelada i tallada a daus

1 tassa de pastanagues, picades

2 grans d'all, picats

2 tomàquets grans, en puré

1 culleradeta de condiment Baharat

2 tasses de brou de verdures

14 unces de cigrons en conserva, escorreguts

Sal kosher i pebre negre mòlt, al gust

1 alvocat de mida mitjana, sense pinyol, pelat i tallat a rodanxes

Indicacions

En una olla de fons gruixut, escalfeu l'oli d'oliva a foc mitjà. Un cop calents, sofregiu la ceba, l'albergínia i les pastanagues durant uns 4 minuts.

Sofregiu els alls durant aproximadament 1 minut o fins que estiguin aromàtics.

Afegiu-hi els tomàquets, el condiment Baharat, el brou i els cigrons en conserva. Deixeu-ho coure a foc lent, remenant de tant en tant, durant uns 20 minuts o fins que estigui cuit.

Condimenteu-ho amb sal i pebre. Serviu-ho guarnit amb rodanxes d'alvocat fresc. Bon apetit!

Untar de llenties vermelles amb pebre

(Llest en uns 25 minuts | 9 porcions)

Per ració: Calories: 193; Greix: 8,5 g; Hidrats de carboni: 22,3 g; Proteïnes: 8,5 g

Ingredients

1 ½ tassa de llenties vermelles, remullades durant la nit i escorregudes

4 ½ tasses d'aigua

1 branca de romaní

2 fulles de llorer

2 pebrots escalivats, sense llavors i tallats a daus

1 escalunya, picada

2 grans d'all, picats

1/4 tassa d'oli d'oliva

2 cullerades de tahini

Sal marina i pebre negre mòlt, al gust

Indicacions

Afegiu les llenties vermelles, l'aigua, el romaní i les fulles de llorer a una cassola i deixeu-ho bullir a foc fort. A continuació, agafeu el foc a foc lent i continueu cuinant durant 20 minuts o fins que estigui tendre.

Col·loqueu les llenties en un processador d'aliments.

Afegiu-hi la resta d'ingredients i processeu fins que quedi tot ben incorporat.

Bon apetit!

Pèsols de neu amb espècies fregits al wok

(Llest en uns 10 minuts | Racions 4)

Per ració: Calories: 196; Greix: 8,7 g; Hidrats de carboni: 23 g;
Proteïnes: 7,3 g

Ingredients

2 cullerades d'oli de sèsam

1 ceba, picada

1 pastanaga, tallada i picada

1 culleradeta de pasta d'all i gingebre

1 lliura de pèsols de neu

Pebre de Szechuan, al gust

1 culleradeta de salsa Sriracha

2 cullerades de salsa de soja

1 cullerada de vinagre d'arròs

Indicacions

Escalfeu l'oli de sèsam en un wok fins que bulli. Ara, sofregiu la ceba i la pastanaga durant 2 minuts o fins que estiguin tendres.

Afegiu-hi la pasta de gingebre i all i continueu cuinant durant 30 segons més.

Afegiu-hi els pèsols de neu i sofregiu-los a foc fort durant uns 3 minuts fins que quedin lleugerament carbonitzats.

A continuació, afegiu-hi el pebre, la Sriracha, la salsa de soja i el vinagre d'arròs i sofregiu-ho 1 minut més. Serviu immediatament i gaudiu!

Quick Everyday Chili

(Llest en uns 35 minuts | 5 porcions)

Per ració: Calories: 345; Greix: 8,7 g; Glúcids: 54,5 g; Proteïnes: 15,2 g

Ingredients

 2 cullerades d'oli d'oliva

 1 ceba gran, picada

 1 api amb fulles, tallat i tallat a daus

 1 pastanaga, tallada i tallada a daus

 1 moniato, pelat i tallat a daus

 3 grans d'all, picats

 1 pebrot jalapeño, picat

 1 culleradeta de pebre de caiena

 1 culleradeta de llavors de coriandre

 1 culleradeta de llavors de fonoll

1 culleradeta de pebre vermell

2 tasses de tomàquet estofat, triturat

2 cullerades de salsa de tomàquet

2 culleradetes de grànuls de brou vegan

1 tassa d'aigua

1 tassa de crema de sopa de ceba

2 lliures de mongetes pintos en conserva, escorregudes

1 llima, tallada a rodanxes

Indicacions

En una olla de fons gruixut, escalfeu l'oli d'oliva a foc mitjà. Un cop calents, sofregiu la ceba, l'api, la pastanaga i el moniato durant uns 4 minuts.

Sofregiu l'all i el pebrot jalapeño durant aproximadament 1 minut.

Afegiu les espècies, els tomàquets, la salsa de tomàquet, els grànuls de brou vegan, l'aigua, la crema de sopa de ceba i les mongetes en conserva. Deixeu-ho coure a foc lent, remenant de tant en tant, durant uns 30 minuts o fins que estigui cuit.

Servir guarnit amb les rodanxes de llima. Bon apetit!

Amanida de pèsols d'ulls negres

(Llest en 1 hora aproximadament | 5 porcions)

Per ració: Calories: 325; Greix: 8,6 g; Hidrats de carboni: 48,2 g; Proteïnes: 17,2 g

Ingredients

1 ½ tassa de pèsols d'ulls negres, remullats durant la nit i escorreguts

4 tiges de cebolleta, tallades a rodanxes

1 pastanaga, tallada en juliana

1 tassa de col verda, triturada

2 pebrots morrons, sense llavors i picats

2 tomàquets mitjans, tallats a daus

1 cullerada de tomàquets secs, picats

1 cullleradeta d'all, picat

1/2 tassa de maionesa vegana

1 cullerada de suc de llima

1/4 tassa de vinagre de vi blanc

Sal marina i pebre negre mòlt, al gust

Indicacions

Cobriu els pèsols d'ulls negres amb aigua per 2 polzades i deixeu-ho bullir suaument. Deixeu-ho bullir uns 15 minuts.

A continuació, agafeu el foc a foc lent durant uns 45 minuts. Deixeu-ho refredar completament.

Col·loqueu els pèsols d'ulls negres en un bol d'amanida. Afegiu-hi la resta d'ingredients i remeneu-los perquè es combinen bé. Bon apetit!

Alvocats Farcits De Cigrons

(Llest en uns 10 minuts | Racions 4)

Per ració: Calories: 205; Greix: 15,2 g; Glúcids: 16,8 g; Proteïnes: 4,1 g

Ingredients

2 alvocats, sense pinyol i tallats per la meitat

1/2 llimona, acabada d'esprémer

4 cullerades de cebolleta, picades

1 gra d'all, picat

1 tomàquet mitjà, picat

1 pebrot, sense llavors i picat

1 pebrot vermell, sense llavors i picat

2 unces de cigrons, bullits o a l'aigua, escorreguts

Sal kosher i pebre negre mòlt, al gust

Indicacions

Col·loqueu els vostres alvocats en un plat de servir. Aboqueu el suc de llimona sobre cada alvocat.

En un bol, remeneu suaument els ingredients restants per al farcit fins que quedin ben integrats.

Ompliu els alvocats amb la barreja preparada i serviu immediatament. Bon apetit!

Sopa de mongetes negres

(Llest en aproximadament 1 hora 50 minuts | 4 porcions)

Per ració: Calories: 505; Greix: 11,6 g; Hidrats de carboni: 80,3 g; Proteïnes: 23,2 g

Ingredients

2 tasses de mongetes negres, remullades durant la nit i escorregudes

1 branca de farigola

2 cullerades d'oli de coco

2 cebes, picades

1 costella d'api, picada

1 pastanaga, pelada i picada

1 pebrot italià, sense llavors i picat

1 pebrot, sense llavors i picat

4 grans d'all, premsats o picats

Sal marina i pebre negre recent mòlt, al gust

1/2 culleradeta de comí mòlt

1/4 culleradeta de fulla de llorer mòlta

1/4 culleradeta de pebre de Jamaica mòlt

1/2 culleradeta d'alfàbrega seca

4 tasses de brou de verdures

1/4 tassa de coriandre fresc, picat

2 unces de truita xips

Indicacions

En una olla de sopa, poseu a bullir les mongetes i 6 tasses d'aigua. Un cop bulli, encenem el foc a foc lent. Afegiu-hi la branca de farigola i deixeu-ho coure durant aproximadament 1 hora 30 minuts o fins que estigui tendre.

Mentrestant, en una olla de fons gruixut, escalfeu l'oli a foc mitjà-alt. Ara, sofregiu la ceba, l'api, la pastanaga i els pebrots durant uns 4 minuts fins que estiguin tendres.

A continuació, salteu els alls durant aproximadament 1 minut o fins que estiguin fragants.

Afegiu la barreja saltejada a les mongetes cuites. A continuació, afegiu-hi la sal, el pebre negre, el comí, el llorer mòlt, el pebre de Jamaica mòlt, l'alfàbrega seca i el brou de verdures.

Continueu cuinant a foc lent, remenant periòdicament, durant 15 minuts més o fins que estigui tot cuit.

Decoreu amb coriandre fresc i truites fregides. Bon apetit!

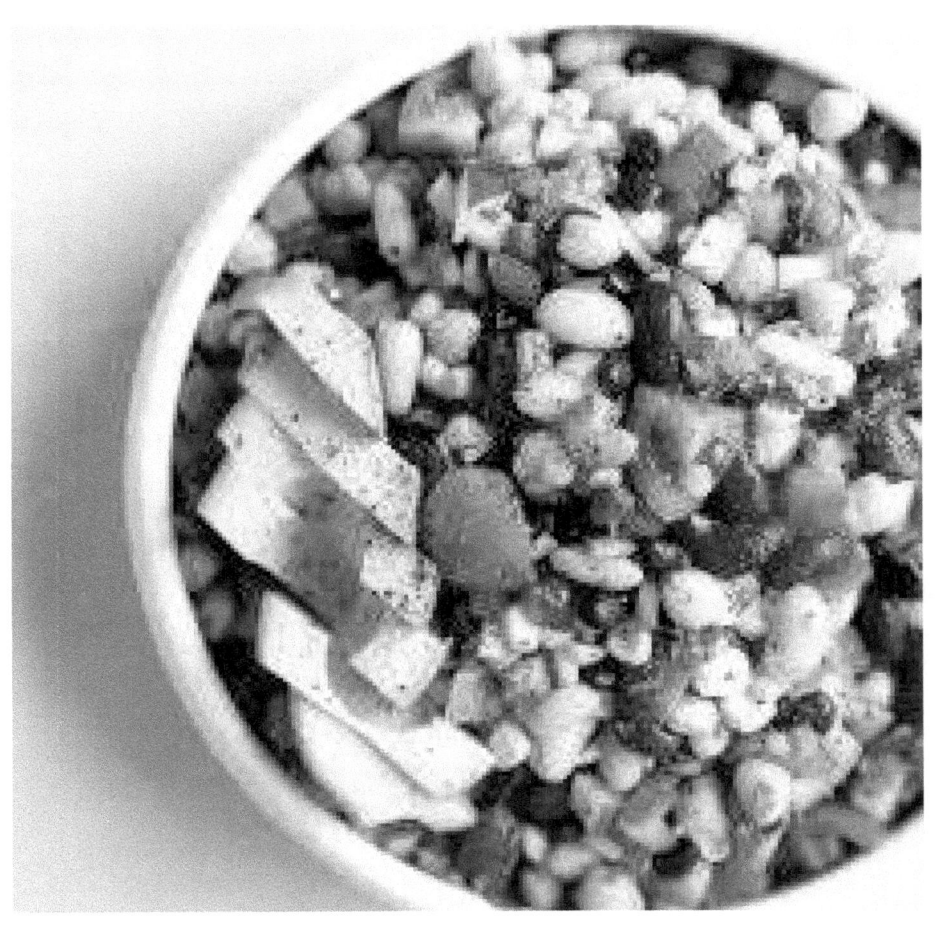

Amanida de llenties beluga amb herbes

(Llest en uns 20 minuts + temps de refredament | Racions 4)

Per ració: Calories: 364; Greix: 17 g; Hidrats de carboni: 40,2 g; Proteïnes: 13,3 g

Ingredients

1 tassa de llenties vermelles

3 tasses d'aigua

1 tassa de tomàquets de raïm, a la meitat

1 pebrot verd, sense llavors i tallat a daus

1 pebrot vermell, sense llavors i tallat a daus

1 pebrot vermell, sense llavors i tallat a daus

1 cogombre, tallat a rodanxes

4 cullerades d'escalunyes, picades

2 cullerades de julivert fresc, picat aproximadament

2 cullerades de coriandre fresc, picat aproximadament

2 cullerades soperes de cibulet fresc, tallat gruixut

2 cullerades d'alfàbrega fresca, tallada a trossets

1/4 tassa d'oli d'oliva

1/2 culleradeta de llavors de comí

1/2 culleradeta de gingebre, picat

1/2 culleradeta d'all, picat

1 culleradeta de xarop d'atzavara

2 cullerades de suc de llimona fresc

1 culleradeta de ratlladura de llimona

Sal marina i pebre negre mòlt, al gust

2 unces d'olives negres, sense pinyol i a la meitat

Indicacions

Afegiu les llenties marrons i l'aigua a una cassola i deixeu-ho bullir a foc fort. A continuació, agafeu el foc a foc lent i continueu cuinant durant 20 minuts o fins que estigui tendre.

Poseu les llenties en una amanida.

Afegiu-hi les verdures i les herbes i remeneu-ho perquè es combinen bé. En un bol, batem l'oli, les llavors de comí, el gingebre, l'all, el xarop d'atzavara, el suc de llimona, la ratlladura de llimona, la sal i el pebre negre.

Amaniu la vostra amanida, guarniu-la amb olives i serviu-la a temperatura ambient. Bon apetit!

Amanida de mongetes italiana

(Llest en aproximadament 1 hora + temps de refredament | Racions 4)

Per ració: Calories: 495; Greix: 21,1 g; Glúcids: 58,4 g; Proteïnes: 22,1 g

Ingredients

3/4 de lliura de mongetes canellini, remullades durant la nit i escorregudes

2 tasses de flors de coliflor

1 ceba vermella, tallada a rodanxes fines

1 culleradeta d'all, picat

1/2 culleradeta de gingebre, picat

1 pebrot jalapeño, picat

1 tassa de tomàquets de raïm, tallats a quarts

1/3 tassa d'oli d'oliva verge extra

1 cullerada de suc de llima

1 culleradeta de mostassa de Dijon

1/4 tassa de vinagre blanc

2 grans d'all, premsats

1 culleradeta de barreja d'herbes italianes

Sal kosher i pebre negre mòlt, per condimentar

2 unces d'olives verdes, sense pinyol i tallades a rodanxes

Indicacions

Cobriu les mongetes en remull amb un canvi d'aigua freda i porteu-les a ebullició. Deixeu-ho bullir uns 10 minuts. Baixeu el foc a foc lent i continueu cuinant durant 60 minuts o fins que estigui tendre.

Mentrestant, bulliu les floretes de coliflor durant uns 6 minuts o fins que estiguin tendres.

Deixeu que les mongetes i la coliflor es refredin completament; després, transferiu-los a una amanida.

Afegiu-hi la resta d'ingredients i remeneu-los perquè es combinen bé. Tasteu i ajusteu els condiments.

Bon apetit!

Tomàquets farcits de mongetes blanques

(Llest en uns 10 minuts | 3 porcions)

Per ració: Calories: 245; Greix: 14,9 g; Hidrats de carboni: 24,4 g; Proteïnes: 5,1 g

Ingredients

3 tomàquets mitjans, talleu una rodanxa fina de la part superior i traieu la polpa

1 pastanaga, ratllada

1 ceba vermella, picada

1 gra d'all, pelat

1/2 culleradeta d'alfàbrega seca

1/2 culleradeta d'orenga seca

1 culleradeta de romaní sec

3 cullerades d'oli d'oliva

3 unces de mongetes blanques en conserva, escorregudes

3 unces de grans de blat de moro dolç, descongelats

1/2 tassa de truites fregides, triturades

Indicacions

Col·loqueu els vostres tomàquets en un plat de servir.

En un bol, remeneu la resta d'ingredients per al farcit fins que quedi tot ben integrat.

Ompliu els alvocats i serviu immediatament. Bon apetit!

Sopa de pèsols d'ulls negres d'hivern

(Llest en aproximadament 1 hora 5 minuts | 5 porcions)

Per ració: Calories: 147; Greix: 6 g; Glúcids: 13,5 g; Proteïnes: 7,5 g

Ingredients

2 cullerades d'oli d'oliva

1 ceba, picada

1 pastanaga, picada

1 xirivia, picada

1 tassa de bulbs de fonoll, picats

2 grans d'all, picats

2 tasses de pèsols d'ulls negres secs, remullats durant la nit

5 tasses de brou de verdures

Sal kosher i pebre negre recentment mòlt, per condimentar

Indicacions

En un forn holandès, escalfeu l'oli d'oliva a foc mitjà-alt. Un cop calents, sofregiu la ceba, la pastanaga, la xirivia i el fonoll durant 3 minuts o fins que estiguin tendres.

Afegiu-hi l'all i continueu sofregint durant 30 segons o fins que estigui aromàtic.

Afegiu-hi els pèsols, el brou de verdures, la sal i el pebre negre. Continueu cuinant, parcialment tapat, durant 1 hora més o fins que estigui cuit.

Bon apetit!

Pastissos de mongetes vermelles

(Llest en uns 15 minuts | Racions 4)

Per ració: Calories: 318; Greix: 15,1 g; Glúcids: 36,5 g; Proteïnes: 10,9 g

Ingredients

12 unces de mongetes vermelles enllaunades o bullides, escorregudes

1/3 tassa de civada a l'antiga

1/4 tassa de farina per a tot ús

1 culleradeta de llevat en pols

1 escalunya petita, picada

2 grans d'all, picats

Sal marina i pebre negre mòlt, al gust

1 culleradeta de pebre vermell

1/2 culleradeta de xili en pols

1/2 culleradeta de fulla de llorer mòlta

1/2 culleradeta de comí mòlt

1 ou de chía

4 cullerades d'oli d'oliva

Indicacions

Col·loqueu les mongetes en un bol i tritureu-les amb una forquilla.

Combina bé les mongetes, la civada, la farina, el llevat en pols, l'escalunya, l'all, la sal, el pebre negre, el pebre vermell, el xile en pols, el llorer mòlt, el comí i l'ou de chía.

Forma la barreja en quatre panets.

A continuació, escalfeu l'oli d'oliva en una paella a foc moderadament alt. Fregiu les patates durant uns 8 minuts, donant-les la volta una o dues vegades.

Serviu amb els vostres ingredients preferits. Bon apetit!

Hamburgueses casolanes de pèsols

(Llest en uns 15 minuts | Racions 4)

Per ració: Calories: 467; Greix: 19,1 g; Hidrats de carboni: 58,5 g; Proteïnes: 15,8 g

Ingredients

1 lliura de pèsols verds, congelats i descongelats

1/2 tassa de farina de cigrons

1/2 tassa de farina normal

1/2 tassa de pa ratllat

1 culleradeta de llevat en pols

2 ous de lli

1 culleradeta de pebre vermell

1/2 culleradeta d'alfàbrega seca

1/2 culleradeta d'orenga seca

Sal marina i pebre negre mòlt, al gust

4 cullerades d'oli d'oliva

4 panets d'hamburguesa

Indicacions

En un bol, combineu bé els pèsols verds, la farina, el pa ratllat, el llevat en pols, els ous de lli, el pebre vermell, l'alfàbrega, l'orenga, la sal i el pebre negre.

Forma la barreja en quatre panets.

A continuació, escalfeu l'oli d'oliva en una paella a foc moderadament alt. Fregiu les patates durant uns 8 minuts, donant-les la volta una o dues vegades.

Serviu-ho amb hamburgueses i gaudiu-ne!

Guisat de mongetes negres i espinacs

(Llest en aproximadament 1 hora 35 minuts | 4 porcions)

Per ració: Calories: 459; Greix: 9,1 g; Glúcids: 72 g; Proteïnes: 25,4 g

Ingredients

2 tasses de mongetes negres, remullades durant la nit i escorregudes

2 cullerades d'oli d'oliva

1 ceba, pelada, tallada a la meitat

1 pebrot jalapeño, tallat a rodanxes

2 pebrots, sense llavors i tallats a rodanxes

1 tassa de bolets de botó, tallats a rodanxes

2 grans d'all, picats

2 tasses de brou de verdures

1 culleradeta de pebre vermell

Sal kosher i pebre negre mòlt, al gust

1 fulla de llorer

2 tasses d'espinacs, tallats a trossos

Indicacions

Cobriu les mongetes en remull amb un canvi d'aigua freda i porteu-les a ebullició. Deixeu-ho bullir uns 10 minuts. Gireu el foc a foc lent i continueu cuinant durant 50 a 55 minuts o fins que estigui tendre.

En una olla de fons gruixut, escalfeu l'oli d'oliva a foc mitjà. Un cop calents, sofregiu la ceba i els pebrots durant uns 3 minuts.

Sofregiu els alls i els bolets durant 3 minuts aproximadament o fins que els bolets deixin anar el líquid i els alls estiguin olorosos.

Afegiu-hi el brou de verdures, el pebre vermell, la sal, el pebre negre, el llorer i les mongetes cuites. Deixeu-ho coure a foc lent, remenant periòdicament, uns 25 minuts o fins que estigui cuit.

Després, afegiu-hi els espinacs i deixeu-ho coure a foc lent, tapat, uns 5 minuts. Bon apetit!

Boles d'energia de pastanaga

(Llest en uns 10 minuts + temps de refredament | 8 porcions)

Per ració: Calories: 495; Greix: 21,1 g; Glúcids: 58,4 g; Proteïnes: 22,1 g

Ingredients

1 pastanaga gran, pastanaga ratllada

1 ½ tassa de civada a l'antiga

1 tassa de panses

1 tassa de dàtils, llàstima

1 tassa de flocs de coco

1/4 culleradeta de clau mòlta

1/2 culleradeta de canyella mòlta

Indicacions

Al processador d'aliments, premeu tots els ingredients fins que quedi una barreja enganxosa i uniforme.

Doneu forma a la massa en boles iguals.

Poseu-ho a la nevera fins que estigui llest per servir. Bon apetit!

Picades de moniato cruixent

(Llest en uns 25 minuts + temps de refredament | Racions 4)

Per ració: Calories: 215; Greix: 4,5 g; Glúcids: 35 g; Proteïnes: 8,7 g

Ingredients

4 moniatos, pelats i ratllats

2 ous de chía

1/4 tassa de llevat nutricional

2 cullerades de tahini

2 cullerades de farina de cigrons

1 culleradeta d'escalunya en pols

1 culleradeta d'all en pols

1 culleradeta de pebre vermell

Sal marina i pebre negre mòlt, al gust

Indicacions

Comenceu preescalfant el forn a 395 graus F. Folreu una safata de forn amb paper pergamí o estora Silpat.

Barregeu bé tots els ingredients fins que quedi tot ben incorporat.

Enrotlleu la massa en boles iguals i poseu-les a la nevera durant aproximadament 1 hora.

Enforna aquestes boles durant uns 25 minuts, donant-les la volta a la meitat del temps de cocció. Bon apetit!

Pastanagues infantils glasejades rostides

(Llest en uns 30 minuts | Racions 6)

Per ració: Calories: 165; Greix: 10,1 g; Hidrats de carboni: 16,5 g; Proteïnes: 1,4 g

Ingredients

2 lliures de pastanaga infantil

1/4 tassa d'oli d'oliva

1/4 tassa de vinagre de sidra de poma

1/2 culleradeta de flocs de pebre vermell

Sal marina i pebre negre recent mòlt, al gust

1 cullerada de xarop d'atzavara

2 cullerades de salsa de soja

1 cullerada de coriandre fresc, picat

Indicacions

Comenceu preescalfant el forn a 395 graus F.

A continuació, tireu les pastanagues amb l'oli d'oliva, el vinagre, el pebre vermell, la sal, el pebre negre, el xarop d'atzavara i la salsa de soja.

Torneu les pastanagues durant uns 30 minuts, girant la paella una o dues vegades. Decoreu amb coriandre fresc i serviu. Bon apetit!

Xips de col rizada al forn

(Llest en uns 20 minuts | 8 porcions)

Per ració: Calories: 65; Greix: 3,9 g; Carbohidrats: 5,3 g; Proteïnes: 2,4 g

Ingredients

2 rams de kale, fulles separades

2 cullerades d'oli d'oliva

1/2 culleradeta de llavors de mostassa

1/2 culleradeta de llavors d'api

1/2 culleradeta d'orenga seca

1/4 culleradeta de comí mòlt

1 culleradeta d'all en pols

Sal marina gruixuda i pebre negre mòlt, al gust

Indicacions

Comenceu preescalfant el forn a 340 graus F. Folreu una safata per forn amb paper de forn o Silpat mar.

Remeneu les fulles de col rizada amb la resta d'ingredients fins que estiguin ben cobertes.

Coure al forn preescalfat durant uns 13 minuts, girant la paella una o dues vegades. Bon apetit!

Dip d'anacard de formatge

(Llest en uns 10 minuts | 8 porcions)

Per ració: Calories: 115; Greix: 8,6 g; Hidrats de carboni: 6,6 g; Proteïnes: 4,4 g

Ingredients

1 tassa d'anacard cru

1 llimona, acabada d'esprémer

2 cullerades de tahini

2 cullerades de llevat nutricional

1/2 culleradeta de cúrcuma en pols

1/2 culleradeta de flocs de pebre vermell, triturat

Sal marina i pebre negre mòlt, al gust

Indicacions

Poseu tots els ingredients al bol del vostre robot d'aliments. Barrejar fins que quedi uniforme, cremós i suau. Podeu afegir un raig d'aigua per diluir-lo, segons sigui necessari.

Col·loqueu la vostra salsa en un bol per servir; servir amb palets de verdures, patates fregides o galetes.

Bon apetit!

Dip d'hummus amb pebre

(Llest en uns 10 minuts | 10 porcions)

Per ració: Calories: 155; Greix: 7,9 g; Hidrats de carboni: 17,4 g;
Proteïnes: 5,9 g

Ingredients

20 unces de cigrons en conserva o bullits, escorreguts

1/4 tassa de tahini

2 grans d'all, picats

2 cullerades de suc de llimona, acabat d'esprémer

1/2 tassa de líquid de cigrons

2 pebrots vermells rostits, sense llavors i tallats a rodanxes

1/2 culleradeta de pebre vermell

1 culleradeta d'alfàbrega seca

Sal marina i pebre negre mòlt, al gust

2 cullerades d'oli d'oliva

Indicacions

Barregeu tots els ingredients, excepte l'oli, a la vostra batedora o processador d'aliments fins que s'aconsegueixi la consistència desitjada.

Poseu-ho a la nevera fins que estigui llest per servir.

Serviu-ho amb falques de pita torrada o patates fregides, si voleu. Bon apetit!

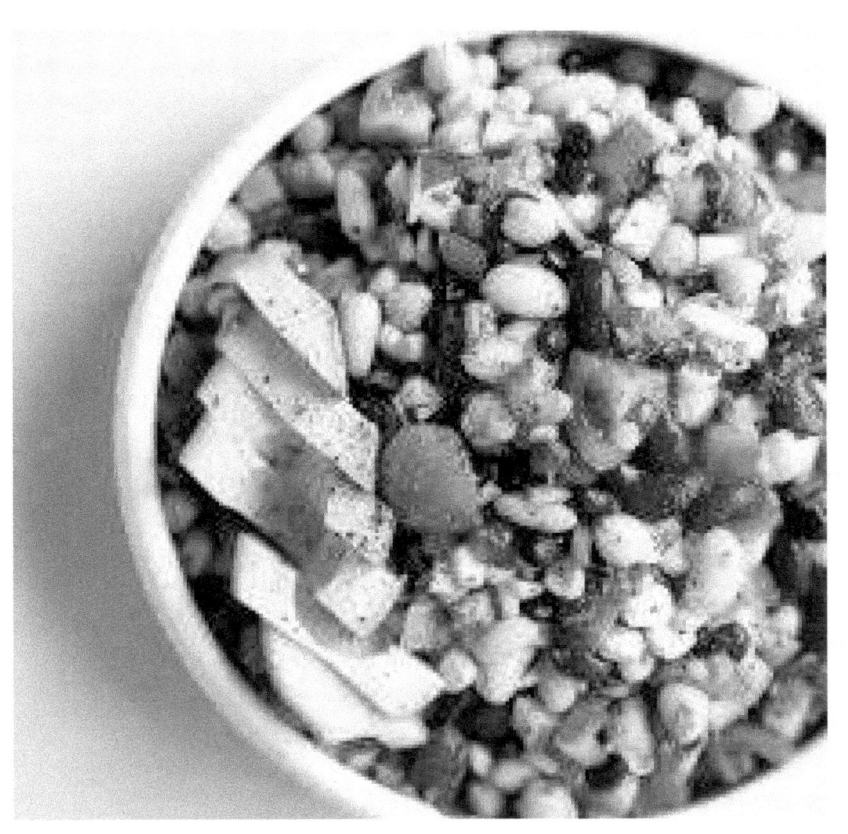

Mutabal tradicional libanès

(Llest en uns 10 minuts | 6 porcions)

Per ració: Calories: 115; Greix: 7,8 g; Hidrats de carboni: 9,8 g; Proteïnes: 2,9 g

Ingredients

1 lliura d'albergínia

1 ceba, picada

1 cullerada de pasta d'all

4 cullerades de tahini

1 cullerada d'oli de coco

2 cullerades de suc de llimona

1/2 culleradeta de coriandre mòlt

1/4 tassa de clau mòlta

1 culleradeta de flocs de pebre vermell

1 culleradeta de pebrots fumats

Sal marina i pebre negre mòlt, al gust

Indicacions

Rostir l'albergínia fins que la pell es torni negra; Peleu l'albergínia i transferiu-la al bol del vostre processador d'aliments.

Afegiu-hi els ingredients restants. Barrejar fins que quedi tot ben incorporat.

Serviu amb crostini o pa de pita, si voleu. Bon apetit!

Cigrons rostits a l'Índia

(Llest en uns 10 minuts | 8 porcions)

Per ració: Calories: 223; Greix: 6,4 g; Hidrats de carboni: 32,2 g; Proteïnes: 10,4 g

Ingredients

2 tasses de cigrons en conserva, escorreguts

2 cullerades d'oli d'oliva

1/2 culleradeta d'all en pols

1/2 culleradeta de pebre vermell

1 culleradeta de curri en pols

1 culleradeta de garam masala

Sal marina i pebre vermell, al gust

Indicacions

Assecar els cigrons amb tovalloles de paper. Aboqueu oli d'oliva sobre els cigrons.

Rostir els cigrons al forn preescalfat a 400 graus F durant uns 25 minuts, tirant-los una o dues vegades.

Llenceu els cigrons amb les espècies i gaudiu-ne!

Alvocat amb salsa tahini

(Llest en uns 10 minuts | Racions 4)

Per ració: Calories: 304; Greix: 25,7 g; Glúcids: 17,6 g; Proteïnes: 6 g

Ingredients

2 alvocats de mida gran, sense pinyol i tallats a la meitat

4 cullerades de tahini

4 cullerades de salsa de soja

1 cullerada de suc de llimona

1/2 culleradeta de flocs de pebre vermell

Sal marina i pebre negre mòlt, al gust

1 culleradeta d'all en pols

Indicacions

Col·loqueu les meitats d'alvocat en un plat de servir.

Barregeu el tahini, la salsa de soja, el suc de llimona, el pebre vermell, la sal, el pebre negre i l'all en pols en un bol petit. Reparteix la salsa entre les meitats d'alvocat.

Bon apetit!

Tater Tots de moniato

(Llest en uns 25 minuts + temps de refredament | Racions 4)

Per ració: Calories: 232; Greix: 7,1 g; Glúcids: 37 g; Proteïnes: 8,4 g

Ingredients

1 ½ lliure de moniatos, ratllats

2 ous de chía

1/2 tassa de farina normal

1/2 tassa de pa ratllat

3 cullerades d'hummus

Sal marina i pebre negre, al gust

1 cullerada d'oli d'oliva

1/2 tassa de salsa de salsa

Indicacions

Comenceu preescalfant el forn a 395 graus F. Folreu una safata de forn amb paper pergamí o estora Silpat.

Barregeu bé tots els ingredients, excepte la salsa, fins que quedi tot ben incorporat.

Enrotlleu la massa en boles iguals i poseu-les a la nevera durant aproximadament 1 hora.

Enforna aquestes boles durant uns 25 minuts, donant-les la volta a la meitat del temps de cocció. Bon apetit!

Dip de pebrot rostit i tomàquet

(Llest en uns 35 minuts | 10 porcions)

Per ració: Calories: 90; Greix: 5,7 g; Hidrats de carboni: 8,5 g; Proteïnes: 1,9 g

Ingredients

4 pebrots vermells

4 tomàquets

4 cullerades d'oli d'oliva

1 ceba vermella, picada

4 grans d'all

4 unces de mongetes enllaunades, escorregudes

Sal marina i pebre negre mòlt, al gust

Indicacions

Comenceu preescalfant el forn a 400 graus F.

Col·loqueu els pebrots i els tomàquets en una safata de forn folrada amb paper pergamí. Coure uns 30 minuts; peleu els pebrots i transferiu-los al vostre robot d'aliments juntament amb els tomàquets rostits.

Mentrestant, escalfeu 2 cullerades d'oli d'oliva en una paella a foc mitjà-alt. Sofregiu la ceba i l'all durant uns 5 minuts o fins que s'hagin suavitzat.

Afegiu les verdures saltejades al vostre processador d'aliments. Afegiu-hi les mongetes, sal, pebre i l'oli d'oliva restant; processar fins que estigui cremós i suau.

Bon apetit!

Mix de festa clàssica

(Llest en aproximadament 1 hora 5 minuts | 15 porcions)

Per ració: Calories: 290; Greix: 12,2 g; Hidrats de carboni: 39 g; Proteïnes: 7,5 g

Ingredients

5 tasses de cereal de blat de moro vegà

3 tasses de mini pretzels vegans

1 tassa d'ametlles, torrades

1/2 tassa de pepitas, torrades

1 cullerada de llevat nutricional

1 cullerada de vinagre balsàmic

1 cullerada de salsa de soja

1 culleradeta d'all en pols

1/3 tassa de mantega vegana

Indicacions

Comenceu preescalfant el forn a 250 graus F. Folreu una safata gran amb paper pergamí o estora Silpat.

Barregeu els cereals, els pretzels, les ametlles i les pepitas en un bol.

En una cassola petita, foneu la resta d'ingredients a foc moderat. Aboqueu la salsa sobre la barreja de cereals/nous.

Coure al forn durant aproximadament 1 hora, remenant cada 15 minuts, fins que estigui daurat i fragant. Transferiu-lo a una reixeta perquè es refredi completament. Bon apetit!

Crostini d'all amb oli d'oliva

(Llest en uns 10 minuts | Racions 4)

Per ració: Calories: 289; Greix: 8,2 g; Hidrats de carboni: 44,9 g; Proteïnes: 9,5 g

Ingredients

1 baguette integral, tallada a rodanxes

4 cullerades d'oli d'oliva verge extra

1/2 culleradeta de sal marina

3 grans d'all, a la meitat

Indicacions

Preescalfeu el vostre grill.

Pinteu cada llesca de pa amb oli d'oliva i empolvoreu-ho amb sal marina. Col·loqueu sota el grill preescalfat durant uns 2 minuts o fins que estigui lleugerament torrat.

Frega cada llesca de pa amb l'all i serveix. Bon apetit!

Mandonguilles veganes clàssiques

(Llest en uns 15 minuts | Racions 4)

Per ració: Calories: 159; Greix: 9,2 g; Hidrats de carboni: 16,3 g;
Proteïnes: 2,9 g

Ingredients

1 tassa d'arròs integral, cuit i refredat

1 tassa de mongetes vermelles en llauna o bullides, escorregudes

1 culleradeta d'all fresc, picat

1 ceba petita, picada

Sal marina i pebre negre mòlt, al gust

1/2 culleradeta de pebre de caiena

1/2 culleradeta de pebre vermell fumat

1/2 culleradeta de llavors de coriandre

1/2 culleradeta de llavors de mostassa de coriandre

2 cullerades d'oli d'oliva

Indicacions

En un bol, barregeu bé tots els ingredients, excepte l'oli d'oliva. Barregeu per combinar bé i després formeu boles iguals amb les mans untades amb oli.

A continuació, escalfeu l'oli d'oliva en una paella antiadherent a foc mitjà. Un cop calentes, sofregiu les mandonguilles uns 10 minuts fins que estiguin daurades per tots els costats.

Serviu amb palets de còctel i gaudiu-ne!

Pastinaca rostida balsàmica

(Llest en uns 30 minuts | Racions 6)

Per ració: Calories: 174; Greix: 9,3 g; Hidrats de carboni: 22,2 g; Proteïnes: 1,4 g

Ingredients

1 ½ lliures de xirivia, tallades a bastonets

1/4 tassa d'oli d'oliva

1/4 tassa de vinagre balsàmic

1 culleradeta de mostassa de Dijon

1 culleradeta de llavors de fonoll

Sal marina i pebre negre mòlt, al gust

1 culleradeta de barreja d'espècies mediterrànies

Indicacions

Aboqueu tots els ingredients en un bol fins que les xirivias estiguin ben cobertes.

Rostir la xirivia al forn preescalfat a 400 graus F durant uns 30 minuts, remenant a la meitat del temps de cocció.

Serviu a temperatura ambient i gaudiu!

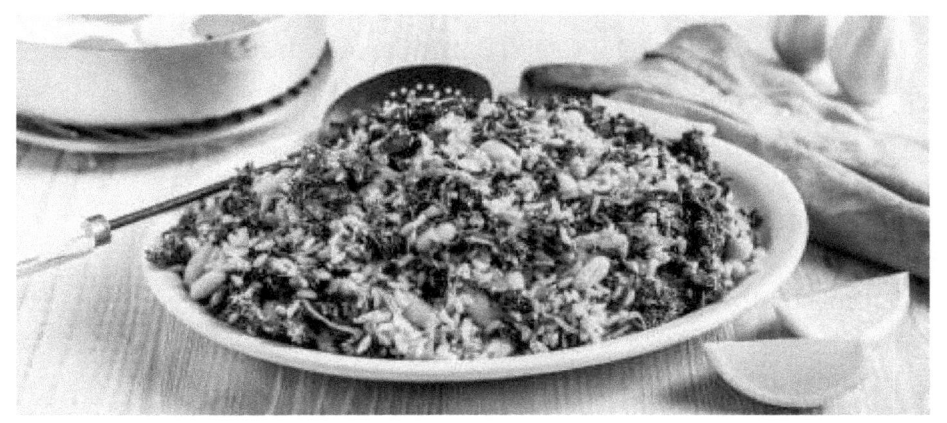

Baba Ganoush tradicional

(Llest en uns 25 minuts | 8 porcions)

Per ració: Calories: 104; Greix: 8,2 g; Carbohidrats: 5,3 g;
Proteïnes: 1,6 g

Ingredients

1 lliura d'albergínia, tallada a rodanxes

1 culleradeta de sal marina gruixuda

3 cullerades d'oli d'oliva

3 cullerades de suc de llima fresc

2 grans d'all, picats

3 cullerades de tahini

1/4 culleradeta de clau mòlta

1/2 culleradeta de comí mòlt

2 cullerades de julivert fresc, picat aproximadament

Indicacions

Frega la sal marina per totes les rondelles d'albergínia. A continuació, poseu-los en un colador i deixeu-ho reposar uns 15 minuts; escórrer, esbandir i assecar amb draps de cuina.

Rostir l'albergínia fins que la pell es torni negra; Peleu l'albergínia i transferiu-la al bol del vostre processador d'aliments.

Afegiu-hi l'oli d'oliva, el suc de llima, l'all, el tahini, els claus i el comí. Barrejar fins que quedi tot ben incorporat.

Decoreu amb fulles de julivert fresc i a gaudir!

Picades de dàtils de mantega de cacauet

(Llest en uns 5 minuts | 2 porcions)

Per ració: Calories: 143; Greix: 3,9 g; Hidrats de carboni: 26,3 g; Proteïnes: 2,6 g

Ingredients

8 dàtils frescos, sense pinyol i tallats a la meitat

8 culleradetes de mantega de cacauet

1/4 culleradeta de canyella mòlta

Indicacions

Dividiu la mantega de cacauet entre les meitats de dàtils.

Espolseu amb canyella i serveix immediatament. Bon apetit!

Dip de coliflor rostida

(Llest en uns 30 minuts | 7 porcions)

Per ració: Calories: 142; Greix: 12,5 g; Hidrats de carboni: 6,3 g; Proteïnes: 2,9 g

Ingredients

1 lliura de flors de coliflor

1/4 tassa d'oli d'oliva

4 cullerades de tahini

1/2 culleradeta de pebre vermell

Sal marina i pebre negre mòlt, al gust

2 cullerades de suc de llima fresc

2 grans d'all, picats

Indicacions

Comenceu preescalfant el forn a 420 graus F. Llenceu les floretes de coliflor amb l'oli d'oliva i col·loqueu-les en una safata de forn folrada amb pergamí.

Coure al forn uns 25 minuts o fins que estigui tendre.

A continuació, tritureu la coliflor juntament amb la resta d'ingredients, afegint-hi líquid de cocció, segons sigui necessari.

Si ho desitja, regeix amb una mica d'oli d'oliva extra. Bon apetit!

Roll-Ups de carbassons fàcils

(Llest en uns 10 minuts | 5 porcions)

Per ració: Calories: 99; Greix: 4,4 g; Hidrohidrats: 12,1 g; Proteïnes: 3,1 g

Ingredients

1 tassa d'hummus, preferiblement casolà

1 tomàquet mitjà, picat

1 culleradeta de mostassa

1/4 culleradeta d'orenga

1/2 culleradeta de pebre de caiena

Sal marina i pebre negre mòlt, al gust

1 carbassó gran, tallat a tires

2 cullerades d'alfàbrega fresca, picada

2 cullerades de julivert fresc, picat

Indicacions

En un bol, combineu bé l'hummus, el tomàquet, la mostassa, l'orenga, el pebre de caiena, la sal i el pebre negre.

Repartiu el farcit entre les tires de carbassó i repartiu-lo uniformement. Enrotlleu el carbassó i guarniu-lo amb alfàbrega fresca i julivert.

Bon apetit!

Patates fregides amb Chipotle

(Llest en uns 45 minuts | 4 porcions)

Per ració: Calories: 186; Greix: 7,1 g; Hidrats de carboni: 29,6 g; Proteïnes: 2,5 g

Ingredients

4 moniatos mitjans, pelats i tallats a bastonets

2 cullerades d'oli de cacauet

Sal marina i pebre negre mòlt, al gust

1 culleradeta de pebre chipotle en pols

1/4 culleradeta de pebre de Jamaica mòlt

1 culleradeta de sucre moreno

1 culleradeta de romaní sec

Indicacions

Remeneu les patates fregides de moniato amb la resta d'ingredients.

Coure les patates fregides a 375 graus F durant uns 45 minuts o fins que estiguin daurades; assegureu-vos de remenar les patates fregides una o dues vegades.

Serviu amb la vostra salsa preferida, si voleu. Bon apetit!

Salsa d'immersió de mongetes Cannellini

(Llest en uns 10 minuts | 6 porcions)

Per ració: Calories: 123; Greix: 4,5 g; Glúcids: 15,6 g; Proteïnes: 5,6 g

Ingredients

10 unces de mongetes canellini en conserva, escorregudes

1 gra d'all, picat

2 pebrots rostits, tallats a rodanxes

Pebre negre recent mòlt, al gust

1/2 culleradeta de comí mòlt

1/2 culleradeta de llavors de mostassa

1/2 culleradeta de fulles de llorer mòltes

3 cullerades de tahini

2 cullerades de julivert italià fresc, picat

Indicacions

Col·loqueu tots els ingredients, excepte el julivert, al bol de la vostra batedora o robot d'aliments. Batre fins que estigui ben barrejat.

Transferiu la salsa a un bol i guarniu-ho amb julivert fresc.

Serviu-lo amb falques de pita, truites fregides o pals de verdures, si voleu. Gaudeix!

Coliflor rostida especiada

(Llest en uns 25 minuts | 6 porcions)

Per ració: Calories: 115; Greix: 9,3 g; Carbohidrats: 6,9 g;
Proteïnes: 5,6 g

Ingredients

1 ½ lliura de flors de coliflor

1/4 tassa d'oli d'oliva

4 cullerades de vinagre de sidra de poma

2 grans d'all, premsats

1 culleradeta d'alfàbrega seca

1 culleradeta d'orenga seca

Sal marina i pebre negre mòlt, al gust

Indicacions

Comenceu preescalfant el forn a 420 graus F.

Remeneu les floretes de coliflor amb la resta d'ingredients.

Col·loqueu les floretes de coliflor en una safata de forn folrada amb pergamí. Coure les floretes de coliflor al forn preescalfat durant uns 25 minuts o fins que estiguin lleugerament carbonitzades.

Bon apetit!

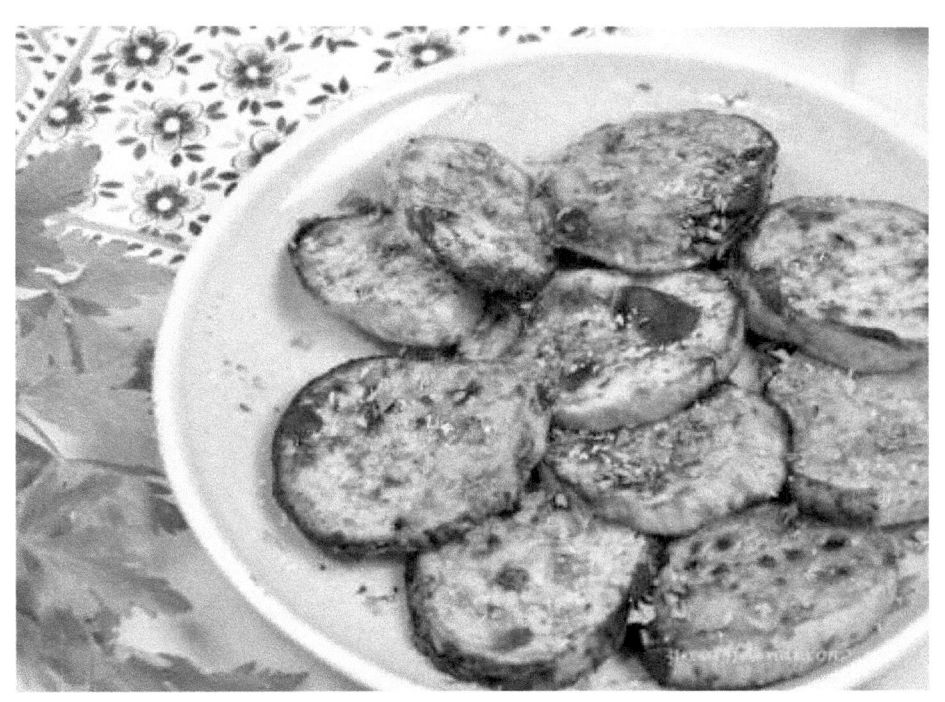

153

Toum libanès fàcil

(Llest en uns 10 minuts | 6 porcions)

Per ració: Calories: 252; Greix: 27 g; Carbohidrats: 3,1 g; Proteïnes: 0,4 g

Ingredients

2 caps d'all

1 culleradeta de sal marina gruixuda

1 ½ tassa d'oli d'oliva

1 llimona, acabada d'esprémer

2 tasses de pastanagues, tallades a llumins

Indicacions

Tritureu els grans d'all i la sal al processador d'aliments d'una batedora d'alta velocitat fins que quedi cremós i suau, raspant els costats del bol.

A poc a poc, afegiu-hi l'oli d'oliva i el suc de llimona, alternant aquests dos ingredients per crear una salsa esponjosa.

Barrejar fins que la salsa s'hagi espessit. Serviu-ho amb palets de pastanaga i a gaudir!

Alvocat amb salsa de gingebre picant

(Llest en uns 10 minuts | Racions 4)

Per ració: Calories: 295; Greix: 28,2 g; Hidrats de carboni: 11,3 g; Proteïnes: 2,3 g

Ingredients

2 alvocats, sense pinyol i tallats a la meitat

1 gra d'all, premsat

1 culleradeta de gingebre fresc, pelat i picat

2 cullerades de vinagre balsàmic

4 cullerades d'oli d'oliva verge extra

Sal kosher i pebre negre mòlt, al gust

Indicacions

Col·loqueu les meitats d'alvocat en un plat de servir.

Barregeu l'all, el gingebre, el vinagre, l'oli d'oliva, la sal i el pebre negre en un bol petit. Reparteix la salsa entre les meitats d'alvocat.

Bon apetit!

Barreja d'aperitius de cigrons

(Llest en uns 30 minuts | 8 porcions)

Per ració: Calories: 109; Greix: 7,9 g; Hidrats de carboni: 7,4 g; Proteïnes: 3,4 g

Ingredients

1 tassa de cigrons rostits, escorreguts

2 cullerades d'oli de coco, fos

1/4 tassa de llavors de carbassa crues

1/4 tassa de meitats de pacanes crues

1/3 tassa de cireres seques

Indicacions

Assecar els cigrons amb tovalloles de paper. Aboqueu oli de coco sobre els cigrons.

Torneu els cigrons al forn preescalfat a 380 graus F durant uns 20 minuts, tirant-los una o dues vegades.

Llenceu els cigrons amb les llavors de carbassa i les meitats de pacanes. Continueu cuinant fins que els fruits secs siguin fragants uns 8 minuts; deixar refredar completament.

Afegiu-hi les cireres seques i remeneu per combinar. Bon apetit!

Muhammara Dip amb un gir

(Llest en uns 35 minuts | Porcions 9)

Per ració: Calories: 149; Greix: 11,5 g; Hidrats de carboni: 8,9 g; Proteïnes: 2,4 g

Ingredients

3 pebrots vermells

5 cullerades d'oli d'oliva

2 grans d'all, picats

1 tomàquet, picat

3/4 tassa de molla de pa

2 cullerades de melassa

1 culleradeta de comí mòlt

1/4 de llavors de gira-sol, torrades

1 pebrot Maras, picat

2 cullerades de tahini

Sal marina i pebre vermell, al gust

Indicacions

Comenceu preescalfant el forn a 400 graus F.

Col·loqueu els pebrots en una safata de forn folrada amb paper pergamí. Coure uns 30 minuts; peleu els pebrots i transferiu-los al vostre robot d'aliments.

Mentrestant, escalfeu 2 cullerades d'oli d'oliva en una paella a foc mitjà-alt. Sofregiu els alls i els tomàquets durant uns 5 minuts o fins que s'hagin suavitzat.

Afegiu les verdures saltejades al vostre processador d'aliments. Afegiu-hi els ingredients restants i processeu-ho fins que quedi cremós i suau.

Bon apetit!

Crostini d'espinacs, cigrons i all

(Llest en uns 10 minuts | 6 porcions)

Per ració: Calories: 242; Greix: 6,1 g; Glúcids: 38,5 g; Proteïnes: 8,9 g

Ingredients

1 baguette, tallada a rodanxes

4 cullerades d'oli d'oliva verge extra

Sal marina i pebre vermell, per condimentar

3 grans d'all, picats

1 tassa de cigrons bullits, escorreguts

2 tasses d'espinacs

1 cullerada de suc de llimona fresc

Indicacions

Preescalfeu el vostre grill.

Pinteu les llesques de pa amb 2 cullerades d'oli d'oliva i empolvoreu-les amb sal marina i pebre vermell. Col·loqueu sota el grill preescalfat durant uns 2 minuts o fins que estigui lleugerament torrat.

En un bol, barregeu bé l'all, els cigrons, els espinacs, el suc de llimona i les 2 cullerades restants d'oli d'oliva.

Aboqueu la barreja de cigrons a cada torrada. Bon apetit!

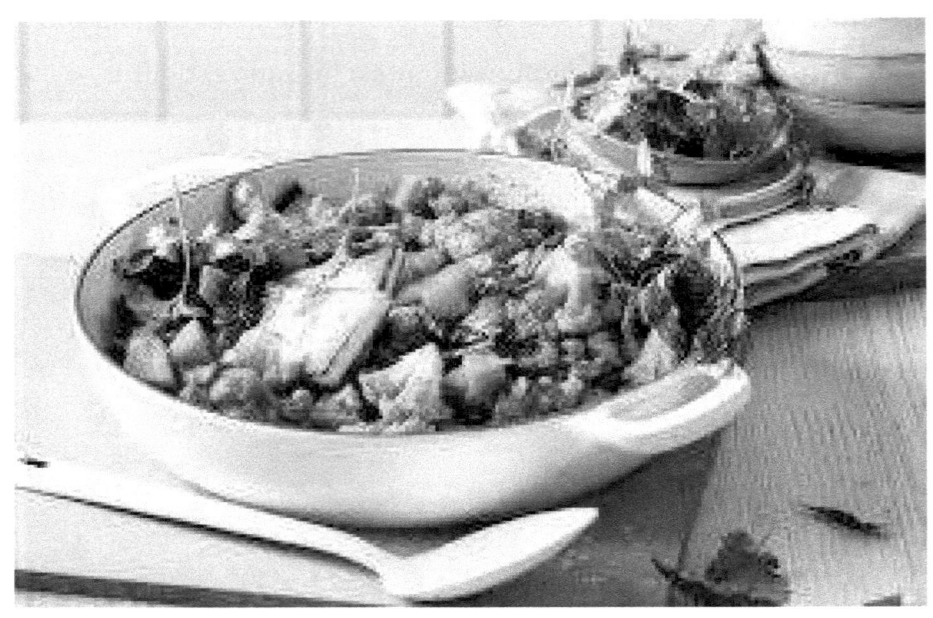

"Mandonguilles" de bolets i mongeta canellini

(Llest en uns 15 minuts | Racions 4)

Per ració: Calories: 195; Greix: 14,1 g; Hidrats de carboni: 13,2 g; Proteïnes: 3,9 g

Ingredients

4 cullerades d'oli d'oliva

1 tassa de bolets de botó, picats

1 escalunya, picada

2 grans d'all, triturats

1 tassa de mongetes canellini en conserva o bullides, escorregudes

1 tassa de quinoa, cuita

Sal marina i pebre negre mòlt, al gust

1 culleradeta de pebre vermell fumat

1/2 culleradeta de flocs de pebre vermell

1 culleradeta de llavors de mostassa

1/2 culleradeta d'anet sec

Indicacions

Escalfeu 2 cullerades d'oli d'oliva en una paella antiadherent. Un cop calents, coure els bolets i l'escalunya durant 3 minuts o fins que estiguin tendres.

Afegiu-hi l'all, les mongetes, la quinoa i les espècies. Barregeu per combinar bé i després formeu boles iguals amb les mans untades amb oli.

A continuació, escalfeu les 2 cullerades restants d'oli d'oliva en una paella antiadherent a foc mitjà. Un cop calentes, sofregiu les mandonguilles uns 10 minuts fins que estiguin daurades per tots els costats.

Servir amb palets de còctel. Bon apetit!

Rondes de cogombre amb hummus

(Llest en uns 10 minuts | 6 porcions)

Per ració: Calories: 88; Greix: 3,6 g; Hidrats de carboni: 11,3 g;
Proteïnes: 2,6 g

Ingredients

1 tassa d'hummus, preferiblement casolà

2 tomàquets grans, tallats a daus

1/2 culleradeta de flocs de pebre vermell

Sal marina i pebre negre mòlt, al gust

2 cogombres anglesos, tallats a rodanxes

Indicacions

Dividiu la salsa d'hummus entre les rondes de cogombre.

Remeneu-los amb tomàquets; espolvoreu flocs de pebre vermell,
sal i pebre negre sobre cada cogombre.

Serviu ben fred i gaudiu!

Picades de jalapeño farcides

(Llest en uns 15 minuts | 6 porcions)

Per ració: Calories: 108; Greix: 6,6 g; Hidrats de carboni: 7,3 g; Proteïnes: 5,3 g

Ingredients

1/2 tassa de llavors de gira-sol crues, remullades durant la nit i escorregudes

4 cullerades de cebolleta, picades

1 culleradeta d'all, picat

3 cullerades de llevat nutricional

1/2 tassa de crema de sopa de ceba

1/2 culleradeta de pebre de caiena

1/2 culleradeta de llavors de mostassa

12 jalapeños, tallats a la meitat i sense llavors

1/2 tassa de pa ratllat

Indicacions

Al processador d'aliments o a la batedora d'alta velocitat, barregeu llavors de gira-sol crues, cebolleta, all, llevat nutricional, sopa, pebre de caiena i llavors de mostassa fins que estiguin ben combinats.

Aboqueu la barreja als jalapeños i poseu-los a sobre amb el pa ratllat.

Coure al forn preescalfat a 400 graus F durant uns 13 minuts o fins que els pebrots s'hagin suavitzat. Serviu calent.

Bon apetit!

Anelles de ceba a l'estil mexicà

(Llest en uns 35 minuts | 6 porcions)

Per ració: Calories: 213; Greix: 10,6 g; Hidrats de carboni: 26,2 g; Proteïnes: 4,3 g

Ingredients

2 cebes mitjanes, tallades a anelles

1/4 tassa de farina per a tot ús

1/4 tassa de farina d'espelta

1/3 tassa de llet d'arròs, sense sucre

1/3 tassa de cervesa ale

Sal marina i pebre negre mòlt, per condimentar

1/2 culleradeta de pebre de caiena

1/2 culleradeta de llavors de mostassa

1 tassa de truites fregides, triturades

1 cullerada d'oli d'oliva

Indicacions

Comenceu preescalfant el forn a 420 graus F.

En un bol poc profund, barregeu la farina, la llet i la cervesa.

En un altre bol poc profund, barregeu les espècies amb els xips de truita triturats. Dragar els anells de ceba a la barreja de farina.

A continuació, enrotlleu-los per sobre de la barreja especiada, pressionant-los per cobrir-los bé.

Col·loqueu els anells de ceba en una paella folrada amb paper pergamí. Pinteu-los amb oli d'oliva i enforneu-los uns 30 minuts. Bon apetit!

Verdures d'arrel rostides

(Llest en uns 35 minuts | 6 porcions)

Per ració: Calories: 261; Greix: 18,2 g; Hidrats de carboni: 23,3 g; Proteïnes: 2,3 g

Ingredients

1/4 tassa d'oli d'oliva

2 pastanagues, pelades i tallades a trossos d'1 ½ polzada

2 xirivia, pelades i tallades a trossos d'1 ½ polzada

1 tija d'api, pelada i tallada a trossos d'1 ½ polzada

1 lliura de moniatos, pelats i tallats a trossos d'1 ½ polzada

1/4 tassa d'oli d'oliva

1 culleradeta de llavors de mostassa

1/2 culleradeta d'alfàbrega

1/2 culleradeta d'orenga

1 culleradeta de flocs de pebre vermell

1 culleradeta de farigola seca

Sal marina i pebre negre mòlt, al gust

Indicacions

Remeneu les verdures amb la resta d'ingredients fins que estiguin ben cobertes.

Rostir les verdures al forn preescalfat a 400 graus F durant uns 35 minuts, remenant a la meitat del temps de cocció.

Tasteu, ajusteu els condiments i serviu calent. Bon apetit!

Hummus d'estil indi

(Llest en uns 10 minuts | 10 porcions)

Per ració: Calories: 171; Greix: 10,4 g; Hidrats de carboni: 15,3 g;
Proteïnes: 5,4 g

Ingredients

20 unces de cigrons en conserva o bullits, escorreguts

1 culleradeta d'all, tallat a rodanxes

1/4 tassa de tahini

1/4 tassa d'oli d'oliva

1 llima, acabada d'esprémer

1/4 culleradeta de cúrcuma

1/2 culleradeta de comí en pols

1 culleradeta de curri en pols

1 culleradeta de llavors de coriandre

1/4 tassa de líquid de cigrons, o més, segons sigui necessari

2 cullerades de coriandre fresc, picat aproximadament

Indicacions

Afegiu els cigrons, l'all, el tahini, l'oli d'oliva, la llima, la cúrcuma, el comí, el curri en pols i les llavors de coriandre a la vostra batedora o processador d'aliments.

Barregeu fins a aconseguir la consistència desitjada, afegint el líquid de cigrons a poc a poc.

Poseu-ho a la nevera fins que estigui llest per servir. Decoreu amb coriandre fresc.

Serviu-lo amb pa naan o palets de verdures, si voleu. Bon apetit!

Dip de pastanaga i mongetes rostides

(Llest en uns 55 minuts | 10 porcions)

Per ració: Calories: 121; Greix: 8,3 g; Hidrats de carboni: 11,2 g; Proteïnes: 2,8 g

Ingredients

1 ½ lliura de pastanagues, tallades

2 cullerades d'oli d'oliva

4 cullerades de tahini

8 unces de mongetes canellini en conserva, escorregudes

1 culleradeta d'all, picat

2 cullerades de suc de llimona

2 cullerades de salsa de soja

Sal marina i pebre negre mòlt, al gust

1/2 culleradeta de pebre vermell

1/2 culleradeta d'anet sec

1/4 tassa de pepitas, torrades

Indicacions

Comenceu preescalfant el forn a 390 graus F. Folreu una paella amb paper pergamí.

Ara, tirar les pastanagues amb l'oli d'oliva i disposar-les a la paella preparada.

Rostir les pastanagues durant uns 50 minuts o fins que estiguin tendres. Transferiu les pastanagues rostides al bol del vostre processador d'aliments.

Afegiu-hi el tahini, les mongetes, l'all, el suc de llimona, la salsa de soja, la sal, el pebre negre, el pebre vermell i l'anet. Processar fins que la salsa sigui cremosa i uniforme.

Decoreu amb pepitas torrades i serviu-ho amb els bols que escolliu. Bon apetit!

Sushi de carbassó ràpid i fàcil

(Llest en uns 10 minuts | 5 porcions)

Per ració: Calories: 129; Greix: 6,3 g; Hidrats de carboni: 15,9 g; Proteïnes: 2,5 g

Ingredients

1 tassa d'arròs, cuit

1 pastanaga, ratllada

1 ceba petita, ratllada

1 alvocat, picat

1 gra d'all, picat

Sal marina i pebre negre mòlt, al gust

1 carbassó mitjà, tallat a tires

Salsa de wasabi, per servir

Indicacions

En un bol, barregeu bé l'arròs, la pastanaga, la ceba, l'alvocat, l'all, la sal i el pebre negre.

Repartiu el farcit entre les tires de carbassó i repartiu-lo uniformement. Enrotlleu el carbassó i serviu-lo amb salsa Wasabi.

Bon apetit!

Tomàquets Cherry amb Hummus

(Llest en uns 10 minuts | 8 porcions)

Per ració: Calories: 49; Greix: 2,5 g; Hidrats de carboni: 4,7 g; Proteïnes: 1,3 g

Ingredients

1/2 tassa d'hummus, preferiblement casolà

2 cullerades de maionesa vegana

1/4 tassa de cebolleta, picades

16 tomàquets cherry, treure la polpa

2 cullerades de coriandre fresc, picat

Indicacions

En un bol, barregeu bé l'hummus, la maionesa i les cebolletes.

Reparteix la barreja d'hummus entre els tomàquets. Decoreu amb coriandre fresc i serviu.

Bon apetit!

Bolets de botó rostits al forn

(Llest en uns 20 minuts | Racions 4)

Per ració: Calories: 136; Greix: 10,5 g; Hidrats de carboni: 7,6 g; Proteïnes: 5,6 g

Ingredients

1 ½ lliura de bolets de botó, netejats

3 cullerades d'oli d'oliva

3 grans d'all, picats

1 culleradeta d'orenga seca

1 culleradeta d'alfàbrega seca

1/2 culleradeta de romaní sec

Sal kosher i pebre negre mòlt, al gust

Indicacions

Remeneu els bolets amb la resta d'ingredients.

Col·loqueu els bolets en una paella folrada amb paper pergamí.

Coure els bolets al forn preescalfat a 420 graus F durant uns 20 minuts o fins que estiguin tendres i fragants.

Col·loqueu els bolets en un plat de servir i serviu-los amb palets de còctel. Bon apetit!

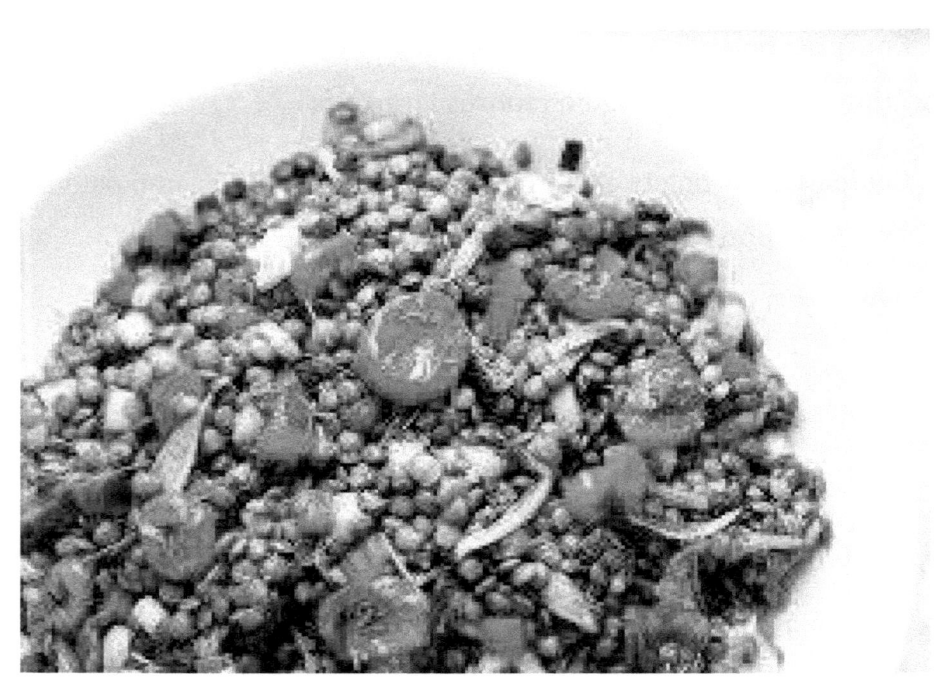

Xips Cheesy Kale

(Llest en aproximadament 1 hora 30 minuts | Racions 6)

Per ració: Calories: 121; Greix: 7,5 g; Hidrats de carboni: 8,4 g; Proteïnes: 6,5 g

Ingredients

1/2 tassa de llavors de gira-sol, remullades durant la nit i escorregudes

1/2 tassa d'anacards, remullats durant la nit i escorreguts

1/3 tassa de llevat nutricional

2 cullerades de suc de llimona

1 culleradeta de ceba en pols

1 culleradeta d'all en pols

1 culleradeta de pebre vermell

Sal marina i pebre negre mòlt, al gust

1/2 tassa d'aigua

4 tasses de kale, tallada a trossos

Indicacions

Al processador d'aliments o a la batedora d'alta velocitat, barregeu les llavors de gira-sol crues, els anacards, el llevat nutricional, el suc de llimona, la ceba en pols, l'all en pols, el pebre vermell, la sal, el pebre negre mòlt i l'aigua fins que estiguin ben combinats.

Aboqueu la barreja sobre les fulles de kale i barregeu-les fins que quedin ben cobertes.

Coure al forn preescalfat a 220 graus F durant aproximadament 1 hora 30 minuts o fins que estigui cruixent.

Bon apetit!

Vaixells d'alvocat amb hummus

(Llest en uns 10 minuts | Racions 4)

Per ració: Calories: 297; Greix: 21,2 g; Hidrats de carboni: 23,9 g; Proteïnes: 6 g

Ingredients

1 cullerada de suc de llimona fresc

2 alvocats madurs, tallats a la meitat i sense pinyol

8 unces d'hummus

1 gra d'all, picat

1 tomàquet mitjà, picat

Sal marina i pebre negre mòlt, al gust

1/2 culleradeta de cúrcuma en pols

1/2 culleradeta de pebre de caiena

1 cullerada de tahini

Indicacions

Aboqueu el suc de llimona fresc sobre les meitats d'alvocat.

Barregeu l'hummus, l'all, el tomàquet, la sal, el pebre negre, la cúrcuma en pols, el pebre de caiena i el tahini. Aboqueu el farcit als vostres alvocats.

Serviu immediatament.

Xampinyons de botó farcits de nacho

(Llest en uns 25 minuts | 5 porcions)

Per ració: Calories: 210; Greix: 13,4 g; Hidrats de carboni: 17,7 g; Proteïnes: 6,9 g

Ingredients

1 tassa de truites fregides, triturades

1 tassa de mongetes negres en conserva o cuites, escorregudes

4 cullerades de mantega vegana

2 cullerades de tahini

4 cullerades de cebolleta, picades

1 culleradeta d'all, picat

1 jalapeño, picat

1 culleradeta d'orenga mexicana

1 culleradeta de pebre de caiena

Sal marina i pebre negre mòlt, al gust

15 bolets de botó mitjà, nets, sense tiges

Indicacions

Combina bé tots els ingredients, excepte els bolets, en un bol.

Dividiu la barreja de nachos entre els vostres bolets.

Coure al forn preescalfat a 350 graus F durant uns 20 minuts o fins que estigui tendre i cuit. Bon apetit!

Embolcalls d'enciam amb hummus i alvocat

(Llest en uns 10 minuts | 6 porcions)

Per ració: Calories: 115; Greix: 6,9 g; Hidrats de carboni: 11,6 g; Proteïnes: 2,6 g

Ingredients

1/2 tassa d'hummus

1 tomàquet, picat

1 pastanaga, triturada

1 alvocat mitjà, sense pinyol i tallat a daus

1 culleradeta de vinagre blanc

1 culleradeta de salsa de soja

1 culleradeta de xarop d'atzavara

1 cullerada de salsa Sriracha

1 culleradeta d'all, picat

1 culleradeta de gingebre, acabat de ratllar

Sal kosher i pebre negre mòlt, al gust

1 enciam de mantega de cap, separat en fulles

Indicacions

Combina bé l'hummus, el tomàquet, la pastanaga i l'alvocat. Combina el vinagre blanc, la salsa de soja, el xarop d'atzavara, la salsa Sriracha, l'all, el gingebre, la sal i el pebre negre.

Repartiu el farcit entre fulles d'enciam, enrotlleu-les i serviu-les amb salsa al costat.

Bon apetit!

Cols de Brussel·les rostides

(Llest en uns 35 minuts | 6 porcions)

Per ració: Calories: 151; Greix: 9,6 g; Hidrats de carboni: 14,5 g;
Proteïnes: 5,3 g

Ingredients

2 lliures de cols de Brussel·les

1/4 tassa d'oli d'oliva

Sal marina gruixuda i pebre negre mòlt, al gust

1 culleradeta de flocs de pebre vermell

1 culleradeta d'orenga seca

1 culleradeta de julivert sec

1 culleradeta de llavors de mostassa

Indicacions

Remeneu les cols de Brussel·les amb la resta d'ingredients fins que estiguin ben cobertes.

Rostir les verdures al forn preescalfat a 400 graus F durant uns 35 minuts, remenant a la meitat del temps de cocció.

Tasteu, ajusteu els condiments i serviu calent. Bon apetit!

Poppers Poblanos de moniato

(Llest en uns 25 minuts | 7 porcions)

Per ració: Calories: 145; Greix: 3,6 g; Hidrats de carboni: 24,9 g;
Proteïnes: 5,3 g

Ingredients

1/2 lliura de coliflor, tallada i tallada a daus

1 lliura de moniatos, pelats i tallats a daus

1/2 tassa de llet d'anacard, sense sucre

1/4 tassa de maionesa vegana

1/2 culleradeta de curri en pols

1/2 culleradeta de pebre de caiena

1/4 culleradeta d'anet sec

Pebre negre marí i mòlt, al gust

1/2 tassa de pa ratllat fresc

14 xiles poblanos frescos, tallats a la meitat, sense llavors

Indicacions

Cuina la coliflor i els moniatos al vapor durant uns 10 minuts o fins que s'hagin suavitzat. Ara, tritureu-los amb la llet d'anacard.

Afegiu-hi la maionesa vegana, el curri en pols, el pebre de caiena, l'anet, la sal i el pebre negre.

Aboqueu la barreja als pebrots i poseu-hi el pa ratllat.

Coure al forn preescalfat a 400 graus F durant uns 13 minuts o fins que els pebrots s'hagin suavitzat.

Bon apetit!

Xips de carbassó al forn

(Llest en aproximadament 1 hora 30 minuts | 7 porcions)

Per ració: Calories: 48; Greix: 4,2 g; Carbohidrats: 2 g; Proteïnes: 1,7 g

Ingredients

1 lliura de carbassó, tallat a rodanxes d'1/8 de polzada de gruix

2 cullerades d'oli d'oliva

1/2 culleradeta d'orenga seca

1/2 culleradeta d'alfàbrega seca

1/2 culleradeta de flocs de pebre vermell

Sal marina i pebre negre mòlt, al gust

Indicacions

Remeneu el carbassó amb la resta d'ingredients.

Col·loqueu les rodanxes de carbassó en una sola capa sobre una safata de forn folrada amb paper pergamí.

Coure al forn a 235 graus F durant uns 90 minuts fins que estigui cruixent i daurat. Els xips de carbassó es tornaran cruixents a mesura que es refredin.

Bon apetit!

Autèntic dip libanès

Per ració: Calories: 117; Greix: 6,6 g; Hidrats de carboni: 12,2 g; Proteïnes: 4,3 g

Ingredients

2 llaunes (15 unces) de cigrons/mongetes

4 cullerades de suc de llimona

4 cullerades de tahini

2 cullerades d'oli d'oliva

1 culleradeta de pasta d'all i gingebre

1 culleradeta de barreja de 7 espècies libaneses

Sal marina i pebre negre mòlt, al gust

1/3 tassa de líquid de cigrons

Indicacions

Afegiu els cigrons, el suc de llimona, el tahini, l'oli d'oliva, la pasta d'all i gingebre i les espècies a la vostra batedora o processador d'aliments.

Barregeu fins a aconseguir la consistència desitjada, afegint el líquid de cigrons a poc a poc.

Poseu-ho a la nevera fins que estigui llest per servir. Serviu amb palets de verdures, si voleu. Bon apetit!

Mandonguilles veganes de civada

(Llest en uns 15 minuts | Racions 4)

Per ració: Calories: 284; Greix: 10,5 g; Hidrats de carboni: 38,2 g; Proteïnes: 10,4 g

Ingredients

1 tassa de civada enrotllada

1 tassa de cigrons bullits o en conserva

2 grans d'all, picats

1 culleradeta de ceba en pols

1/2 culleradeta de comí en pols

1 culleradeta de flocs de julivert sec

1 culleradeta de marduix sec

1 cullerada de llavors de chía, remullades amb 2 cullerades d'aigua

Uns raigs de fum líquid

Sal marina i pebre negre recent mòlt, al gust

2 cullerades d'oli d'oliva

Indicacions

Barregeu bé els ingredients, excepte l'oli d'oliva. Barregeu per combinar bé i després formeu boles iguals amb les mans untades amb oli.

A continuació, escalfeu l'oli d'oliva en una paella antiadherent a foc mitjà. Un cop calentes, sofregiu les mandonguilles uns 10 minuts fins que estiguin daurades per tots els costats.

Col·loqueu les mandonguilles en un plat de servir i serviu-les amb palets de còctel. Bon apetit!

Barques de pebrot amb salsa de mango

(Llest en uns 5 minuts | Racions 4)

Per ració: Calories: 74; Greix: 0,5 g; Glúcids: 17,6 g; Proteïnes: 1,6 g

Ingredients

1 mango, pelat, sense pinyol, tallat a daus

1 escalunya petita, picada

2 cullerades de coriandre fresc, picat

1 pebrot vermell, sense llavors i picat

1 cullerada de suc de llima fresc

4 pebrots morrons, sense llavors i tallats a la meitat

Indicacions

Combina bé el mango, l'escalunya, el coriandre, el pebre vermell i el suc de llima.

Aboqueu la barreja a les meitats del pebrot i serviu immediatament.

Bon apetit!

Flors de bròquil de romaní picant

(Llest en uns 35 minuts | 6 porcions)

Per ració: Calories: 135; Greix: 9,5 g; Hidrats de carboni: 10,9 g; Proteïnes: 4,4 g

Ingredients

2 lliures de flors de bròquil

1/4 tassa d'oli d'oliva verge extra

Sal marina i pebre negre mòlt, al gust

1 culleradeta de pasta d'all i gingebre

1 cullerada de romaní fresc, picat

1/2 culleradeta de ratlladura de llimona

Indicacions

Remeneu el bròquil amb la resta d'ingredients fins que estigui ben cobert.

Rostir les verdures al forn preescalfat a 400 graus F durant uns 35 minuts, remenant a la meitat del temps de cocció.

Tasteu, ajusteu els condiments i serviu calent. Bon apetit!

Xips de remolatxa cruixent al forn

(Llest en uns 35 minuts | 6 porcions)

Per ració: Calories: 92; Greix: 9,1 g; Carbohidrats: 2,6 g; Proteïnes: 0,5 g

Ingredients

2 remolatxes vermelles, pelades i tallades a rodanxes d'1/8 de polzada de gruix

1/4 tassa d'oli d'oliva

Sal marina i pebre negre mòlt, al gust

1/2 culleradeta de flocs de pebre vermell

Indicacions

Remeneu les rodanxes de remolatxa amb la resta d'ingredients.

Col·loqueu les rodanxes de remolatxa en una sola capa sobre una safata folrada de pergamí.

Coure al forn a 400 graus F durant uns 30 minuts fins que estigui cruixent. Bon apetit!

Melmelada de baies mixtes crues

(Llest en aproximadament 1 hora 5 minuts | 10 porcions)

Per ració: Calories: 57; Greix: 1,6 g; Hidrats de carboni: 10,7 g; Proteïnes: 1,3 g

Ingredients

1/4 de lliura de gerds frescos

1/4 de lliura de maduixes fresques, pelades

1/4 de lliura de mores fresques

2 cullerades de suc de llimona, acabat d'esprémer

10 dàtils, sense pit

3 cullerades de llavors de chía

Indicacions

Tritureu tots els ingredients a la vostra batedora o processador d'aliments.

Deixeu-ho reposar aproximadament 1 hora, remenant periòdicament.

Guardeu la vostra melmelada en pots esterilitzats a la nevera fins a 4 dies. Bon apetit!

Tahini casolà bàsic

(Llest en uns 10 minuts | 16 porcions)

Per ració: Calories: 135; Greix: 13,4 g; Carbohidrats: 2,2 g; Proteïnes: 3,6 g

Ingredients

10 unces de llavors de sèsam, pelades

3 cullerades d'oli de canola

1/4 culleradeta de sal kosher

Indicacions

Torneu les llavors de sèsam en una paella antiadherent durant uns 4 minuts, remenant contínuament. Refredar completament les llavors de sèsam.

Transferiu les llavors de sèsam al bol del vostre processador d'aliments. Processar durant aproximadament 1 minut.

Afegiu-hi l'oli i la sal i processeu-ho durant 4 minuts més, raspant el fons i els costats del bol.

Guardeu el vostre tahini a la nevera fins a 1 mes. Bon apetit!

Bols de verdures casolans

(Llest en uns 55 minuts | 6 porcions)

Per ració: Calories: 68; Greix: 4,4 g; Hidrats de carboni: 6,2 g;
Proteïnes: 0,8 g

Ingredients

2 cullerades d'oli d'oliva

1 tassa de ceba, picada

2 tasses de pastanagues, picades

1 tassa d'api, picat

4 grans d'all, picats

2 branquetes de romaní, tallades

2 branquetes de farigola, picada

1 llorer

1 culleradeta de pebre barrejat

Sal marina, al gust

6 tasses d'aigua

Indicacions

En una olla de fons gruixut, escalfeu l'oli a foc mitjà-alt. Ara, salteu les verdures durant uns 10 minuts, remenant periòdicament per garantir una cocció uniforme.

Afegiu-hi l'all i les espècies i continueu saltejant durant 1 minut o fins que estigui aromàtic.

Afegiu-hi l'aigua, baixeu el foc a foc lent i deixeu-ho coure 40 minuts més.

Col·loqueu un colador sobre un bol gran i folreu-lo amb una gasa. Aboqueu el brou i llenceu els sòlids.

Bon apetit!

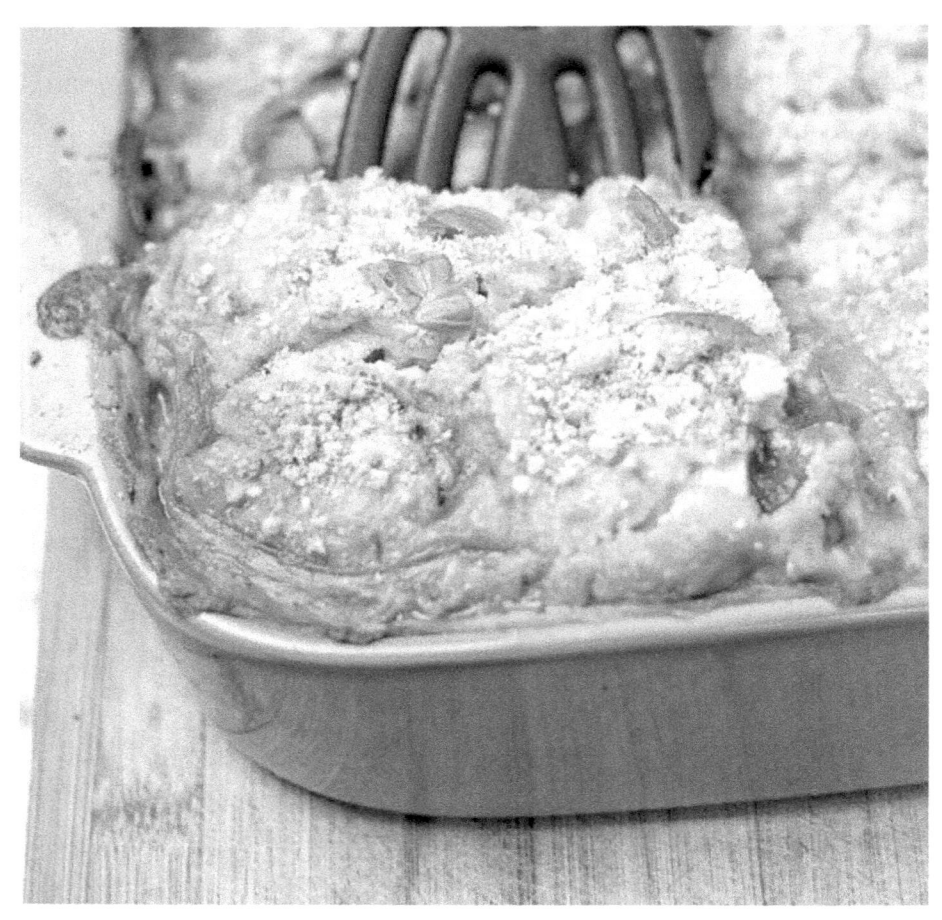

Caramel bàsic de 10 minuts

(Llest en uns 10 minuts | 10 porcions)

Per ració: Calories: 183; Greix: 7,7 g; Glúcids: 30 g; Proteïnes: 0 g

Ingredients

1/4 tassa d'oli de coco

1 ½ tassa de sucre granulat

1/3 culleradeta de sal marina gruixuda

1/3 tassa d'aigua

2 cullerades de mantega d'ametlla

Indicacions

Fondre l'oli de coco i el sucre en una cassola durant 1 minut.

Afegiu-hi els ingredients restants i continueu cuinant fins que tot estigui totalment incorporat i el vostre caramel estigui ben daurat.

Bon apetit!

Untar de caramel de xocolata amb nou

(Llest en uns 25 minuts | 16 porcions)

Per ració: Calories: 207; Greix: 20,4 g; Hidrats de carboni: 5,4 g; Proteïnes: 4,6 g

Ingredients

1 lliura de nous

1 unça d'oli de coco, fos

2 cullerades de farina de blat de moro

4 cullerades de cacau en pols

Un polsim de nou moscada ratllada

1/3 culleradeta de canyella mòlta

Un polsim de sal

Indicacions

Torrar les nous al forn preescalfat a 350 graus F durant aproximadament 10 minuts fins que les nous siguin fragants i lleugerament daurades.

Al processador d'aliments o en una batedora d'alta velocitat, bateu les nous fins que es molen. A continuació, processeu-los 5 minuts més, raspant els costats i el fons del bol; reserva.

Fondre l'oli de coco a foc mitjà. Afegiu-hi la farina de blat de moro i continueu cuinant fins que la barreja comenci a bullir.

Enceneu el foc a foc lent, afegiu-hi el cacau en pols, la nou moscada, la canyella i la sal; continuar cuinant, remenant de tant en tant, durant uns 10 minuts.

Incorporeu-hi les nous mòltes, remeneu-les per combinar-les i deseu-les en un pot de vidre. Gaudeix!

Crema de formatge d'anacard

(Llest en uns 10 minuts | 6 porcions)

Per ració: Calories: 197; Greix: 14,4 g; Hidrats de carboni: 11,4 g; Proteïnes: 7,4 g

Ingredients

1 ½ tassa d'anacard, remullat durant la nit i escorregut

1/3 tassa d'aigua

1/4 culleradeta de sal marina gruixuda

1/4 culleradeta de males herbes d'anet sec

1/4 culleradeta d'all en pols

2 cullerades de llevat nutricional

2 càpsules probiòtiques

Indicacions

Processa els anacards i l'aigua a la batedora fins que estiguin cremosos i uniformes.

Afegiu-hi la sal, l'anet, l'all en pols i el llevat nutricional; continuar barrejant fins que tot estigui ben incorporat.

Aboqueu la barreja en un pot de vidre esterilitzat. Afegiu-hi el probiòtic en pols i combineu-lo amb una cullera de fusta (no de metall!)

Tapeu el pot amb un drap de cuina net i deixeu-lo reposar sobre el taulell de la cuina perquè fermenta durant 24-48 hores.

Mantingueu-vos a la nevera fins a una setmana. Bon apetit!

Xocolata amb llet casolana

(Llest en uns 10 minuts | Racions 4)

Per ració: Calories: 79; Greix: 3,1 g; Hidrats de carboni: 13,3 g; Proteïnes: 1,3 g

Ingredients

4 culleradetes de mantega d'anacard

4 tasses d'aigua

1/2 culleradeta de pasta de vainilla

4 culleradetes de cacau en pols

8 dàtils, sense pit

Indicacions

Poseu tots els ingredients al bol de la batedora d'alta velocitat.

Processar fins que quedi cremós, uniforme i suau.

Conservar en una ampolla de vidre a la nevera fins a 4 dies. Gaudeix!

Buchimgae tradicional coreà

(Llest en uns 20 minuts | Racions 4)

Per ració: Calories: 315; Greix: 19 g; Hidrats de carboni: 26,1 g; Proteïnes: 9,5 g

Ingredients

1/2 tassa de farina per a tot ús

1/2 tassa de farina de cigrons

1/2 culleradeta de llevat en pols

1 culleradeta d'all en pols

1/4 culleradeta de comí mòlt

1/2 culleradeta de sal marina

1 pastanaga, tallada i ratllada

1 ceba petita, picada finament

1 tassa de kimchi

1 bitxo verd, picat

1 ou de lli

1 cullerada de pasta de mongetes

1 tassa de llet d'arròs

4 cullerades d'oli de canola

Indicacions

Combina bé la farina, el llevat i les espècies. En un bol a part, combineu la pastanaga, la ceba, el kimchi, el xili verd, l'ou de lli, la pasta de mongetes i la llet d'arròs.

Afegiu la barreja de verdures a la barreja de farina seca; remenar per combinar bé.

A continuació, escalfeu l'oli en una paella a foc moderat. Cuineu les creps coreanes durant 2 o 3 minuts per costat fins que estiguin cruixents.

Bon apetit!

Ingram Content Group UK Ltd.
Milton Keynes UK
UKHW020737070623
423023UK00014B/682